150 *Jahre*
Kohlhammer

Sucht: Risiken – Formen – Interventionen
Interdisziplinäre Ansätze von der Prävention zur Therapie

Herausgegeben von

Oliver Bilke-Hentsch
Euphrosyne Gouzoulis-Mayfrank
Michael Klein

Monika Ridinger

ADHS und Sucht
im Erwachsenenalter

Verlag W. Kohlhammer

1. Auflage 2017

Alle Rechte vorbehalten
© W. Kohlhammer GmbH, Stuttgart
Gesamtherstellung: W. Kohlhammer GmbH, Stuttgart

Print:
ISBN 978-3-17-023938-8

E-Book-Formate:
pdf: ISBN 978-3-17-024059-9
epub: ISBN 978-3-17-024060-5
mobi: ISBN 978-3-17-024061-2

Geleitwort der Reihenherausgeber

Die Entwicklungen der letzten Jahrzehnte im Suchtbereich sind beachtlich und erfreulich. Dies gilt für Prävention, Diagnostik und Therapie, aber auch für die Suchtforschung in den Bereichen Biologie, Medizin, Psychologie und den Sozialwissenschaften. Dabei wird vielfältig und interdisziplinär an den Themen der Abhängigkeit, des schädlichen Gebrauchs und der gesellschaftlichen, persönlichen und biologischen Risikofaktoren gearbeitet. In den unterschiedlichen Alters- und Entwicklungsphasen sowie in den unterschiedlichen familiären, beruflichen und sozialen Kontexten zeigen sich teils überlappende, teils sehr unterschiedliche Herausforderungen.

Um diesen vielen neuen Entwicklungen im Suchtbereich gerecht zu werden, wurde die Reihe »Sucht: Risiken – Formen – Interventionen« konzipiert. In jedem einzelnen Band wird von ausgewiesenen Expertinnen und Experten ein Schwerpunktthema bearbeitet.

Die Reihe gliedert sich konzeptionell in drei Hauptbereiche, sog. »tracks«:

Track 1: Grundlagen und Interventionsansätze
Track 2: Substanzabhängige Störungen und Verhaltenssüchte im Einzelnen
Track 3: Gefährdete Personengruppen und Komorbiditäten

In jedem Band wird auf die interdisziplinären und praxisrelevanten Aspekte fokussiert, es werden aber auch die neuesten wissenschaftlichen Grundlagen des Themas umfassend und verständlich dargestellt. Die Leserinnen und Leser haben so die Möglichkeit, sich entweder Stück für Stück ihre »persönliche Suchtbibliothek« zusammenzustellen oder aber mit einzelnen Bänden Wissen und Können in einem bestimmten Bereich zu erweitern.

Unsere Reihe »Sucht« ist geeignet und besonders gedacht für Fachleute und Praktiker aus den unterschiedlichen Arbeitsfeldern der Suchtberatung, der ambulanten und stationären Therapie, der Rehabilitation und nicht zuletzt der Prävention. Sie ist aber auch gleichermaßen geeignet für Studierende der Psychologie, der Pädagogik, der Medizin, der Pflege und anderer Fachbereiche, die sich intensiver mit Suchtgefährdeten und Suchtkranken beschäftigen wollen.

Die Herausgeber möchten mit diesem interdisziplinären Konzept der Sucht-Reihe einen Beitrag in der Aus- und Weiterbildung in diesem anspruchsvollen Feld leisten. Wir bedanken uns beim Verlag für die Umsetzung dieses innovativen Konzepts und bei allen Autoren für die sehr anspruchsvollen, aber dennoch gut lesbaren und praxisrelevanten Werke.

Das Aufmerksamkeitsdefizit-/Hyperaktivitätssyndrom ist primär eine klassische Erkrankung des Kindes- und Jugendalters und damit eine Herausforderung für Kinder- und Jugendpsychiater, Kinderärzte, Lehrer und natürlich die Eltern und Angehörigen. In den letzten Jahren hat sich aber die Erkenntnis durchgesetzt, dass insbesondere die schweren Fälle von ADHS sich nicht einfach »auswachsen«, sondern mit etwas veränderten Symptomen und Problemen in das junge und dann auch spätere Erwachsenenalter übergehen. Diese Tatsache ist unter dem Blickwinkel der Suchtentwicklung höchst bedeutsam, denn ADHS-Patienten sind in besonderer Weise gefährdet, Substanzen auszuprobieren, Risiken nur begrenzt einschätzen und bewerten zu können, stets für neue Reize offen zu sein und auch oft die Folgen ihres Tuns nicht richtig zu überblicken. Dies führt dazu, dass bei einem Drittel aller Jugendlichen mit ADHS eine Suchtgefährdung vorliegt und hier dringender Handlungsbedarf besteht.

Monika Ridinger stellt in ihrem Buch die ungünstige Konstellation einer ADHS-Erkrankung und einer Suchterkrankung dar, wobei zu bedenken ist, dass auch noch weitere sog. Komorbiditäten wie beispielsweise die Depression oder die Angsterkrankung hier eine wichtige Rolle spielen. Es bedarf also eines umfassenden Verständnisses des ADHS mit seinen vielfältigen Zusatzproblemen, um die entsprechende Suchtthematik adäquat angehen zu können. Monika Ridinger ist seit vielen Jahren in diesem Sektor wissenschaftlich, klinisch und beratend tätig und blickt auf eine große Zahl an Patienten zurück. So gelingt ihr eine Kombination aus wissenschaftlicher Basis und klinisch-praktischer Anwendung, die dem Leser bzw. der Leserin in diesem komplexen Feld eine Richtschnur sein wird. Die Herausgeber sind davon überzeugt, dass Diagnostik, Therapie und Rehabilitation von ADHS-Patienten mit Suchterkrankungen hiermit gut unterstützt werden.

Oliver Bilke-Hentsch, Winterthur/Zürich
Euphrosyne Gouzoulis-Mayfrank, Köln
Michael Klein, Köln

Inhalt

11

1

Einleitung

Das Aufmerksamkeitsdefizit-/Hyperaktivitätssyndrom (ADHS) ist eine komplexe neurobiologische Störung mit den Hauptsymptomen Aufmerksamkeitsstörung, Hyperaktivität und Impulsivität. Neben diesen Beeinträchtigungen können beim ADHS auch ausgeprägte Stimmungsschwankungen, Schlafstörungen und kognitive Defizite auftreten. Die insgesamt sehr vielschichtigen Symptome des ADHS werden neurobiologisch auf Veränderungen in verschiedenen Netzwerken des Gehirns zurückgeführt, an denen häufig das Stirnhirn (Frontalhirn, hier vor allem der präfrontale Kortex, PFK) beteiligt ist.

Werden die zahlreichen Symptome unter entsprechenden Überschriften zusammengefasst, so finden sich beim ADHS Beeinträchtigungen der zielgerichteten Handlungssteuerung sowie der Emotions- und Selbstregulation. Neuropsychologisch spricht man von Störungen der sogenannten Exekutivfunktionen, welche durch ausgewählte Testverfahren ermittelt werden können.

ADHS ist keine »neue« Krankheit. Bereits zu Beginn des 20. Jahrhunderts wurden die Hauptsymptome des ADHS sehr treffend von dem britischen Kinderarzt George Frederick Still beschrieben. Leider hat es bis in die zweite Hälfte des 20. Jahrhundert gedauert, die unterschiedlichen Symptome zum Symptomenkomplex ADHS zusammenzufassen und sie schließlich mit dem Namen ADHS zu versehen.

Da man beim ADHS von einem hohen erblich bedingten Anteil der Veränderungen ausgeht, zeigen die Betroffenen häufig bereits ab dem Säuglings- oder Kleinkindalter Verhaltensauffälligkeiten. Die Diagnose eines ADHS wird jedoch in der Regel nicht vor dem fünften bis siebten Lebensjahr gestellt, wenn das Kind lang genug in den verschiedenen Lebensbereichen beobachtet werden konnte. Hieran wird deutlich, dass ADHS immer noch eine klinische Diagnose ist, d. h. Testungen oder bildgebende Verfahren werden allenfalls als Ergänzungen zur Diagnosestellung oder für die Beurteilung des Verlaufs herangezogen.

Leider haben die meisten Kinder bis zur Diagnosestellung schon zahlreiche negative Erfahrungen mit den Symptomen des ADHS und den sich daraus ergebenden Folgen gemacht. Und nicht immer setzen Hilfeangebote und Förderungen frühzeitig ein.

Bereits im Kindergarten und in der Schule haben die Kinder mit ADHS Schwierigkeiten, die an sie gestellten Anforderungen und Leistungen zu erfüllen und sich in die Gemeinschaft der Gleichaltrigen (Peer-Gruppe) zu integrieren. Sie fallen durch ihre gesteigerte motorische Unruhe und dadurch auf, dass sie Aufgaben nicht zu Ende führen oder zahlreiche Sorgfaltsfehler machen. Darüber hinaus sind sie leicht ablenkbar und können sich nur schlecht konzentrieren. Einschießende Impulse müssen unmittelbar ausgelebt werden, was dazu führt, dass sie nicht warten können, bis sie an der Reihe sind, oder sie unterbrechen andere Kinder in deren Handlungen und beim Gespräch. Es fällt den Kindern und Jugendlichen schwer, pünktlich zu sein. Oft trödeln sie herum und führen ihre Pflichten nicht zu Ende oder sie fangen gar nicht erst an, das zu tun, was ihnen aufgetragen wurde. Die Betroffenen vermeiden anstrengende Tätigkeiten, lassen sich zwar leicht für etwas Neues begeistern, reagieren aber schnell gelangweilt, wenn die Aufgaben zur Routine werden, und verlieren die Motivation. Die Folgen sind schließlich Schulverweise und Schulabbrüche oder später ein häufiger Wechsel der Arbeitsstellen mit fehlenden Berufsabschlüssen. Hinzu kommen ab der Adoleszentenzeit auch gehäuft Beziehungsabbrüche oder schnell wechselnde Partnerschaften (Barkley et al. 2006a).

Die Auswirkungen durch die Symptome des ADHS und die Einbußen im sozialen, schulischen und beruflichen Alltag tragen insgesamt dazu bei, dass auch Selbstwert und Selbstwirksamkeit im Vergleich zu Heranwachsenden ohne ADHS herabgesetzt sind. Betroffene mit ADHS geben schon als Kinder an, sie hätten das Gefühl,»anders« zu sein. Verunsicherungen, Selbstwertstörungen und Ausschlüsse aus der Peer-Gruppe führen zum Abdrängen ins soziale Abseits und begünstigen das Auftreten von Störungen im Sozialverhalten und in der Folge von Störungen in der Persönlichkeitsentwicklung.

Schließlich stellen sowohl die Kernsymptome des ADHS als auch die Schwierigkeiten bei der sozialen Anpassung im Entwicklungsverlauf mit Erfahrungen von Versagen und Scheitern erhebliche Risikokonstellationen für eine Suchtentwicklung dar.

> **Merke**
> Das gleichzeitige Auftreten von ADHS und Sucht ist durch einen frühen Beginn und einen besonders schweren Verlauf der Suchterkrankungen gekennzeichnet.

Da sich die Sucht erst ab der Adoleszenz oder jenseits des 20. Lebensjahres ausbildet, können gezielte Unterstützungen und Förderungen von Betroffenen mit ADHS sowie Früherkennungsmaßnahmen bei Bestehen beider Störungsbilder erheblich zu einer Verbesserung der Gesundheitsversorgung beitragen.

In diesem Sinne ist das Ziel dieses Buchs, das komplexe Thema ADHS und die Kombination von ADHS und Sucht bei Erwachsenen zu »entwirren« und »Lust« auf die Beschäftigung mit diesen beiden Störungsbildern zu vermitteln. Darüber hinaus soll dieser Überblick zu weiterführenden Diskussionen, zu Überlegungen und zu kreativen und neuen praktischen Vorgehensweisen anregen. Stets wird bei den Beschreibungen in diesem Buch Wert darauf gelegt, Handlungs- und Erfahrungswissen mit aktuellen wissenschaftlichen Erkenntnissen zu verknüpfen. Somit ist es für direkt und indirekt Betroffene und Professionelle geschrieben. Dabei wird kein Anspruch auf Vollständigkeit erhoben. Allerdings ist es das Anliegen dieses Buchs, möglichst viel Hintergrundwissen aus der aktuellen wissenschaftlichen Literatur zu vermitteln und so aufzuarbeiten, dass die Zusammenhänge verständlich werden. Es ist die Überzeugung der Autorin, dass ein breites Wissen auch der komplexen neurobiologischen Zusammenhänge am ehesten dazu beiträgt, kreative Formen des Umgangs und der Unterstützung von Betroffenen mit ADHS zu fördern.

ADHS ist zwar eine psychiatrische Erkrankung, aber ADHS ist auch ein »So-Sein« von zahlreichen Menschen in unserer Gesellschaft. Es ist ein meist angeborenes »Anders-Sein«, dem wir als Gesellschaft gerecht werden müssen und sollen. Demzufolge sollten wir nicht nur damit beschäftigt sein, die besten Medikamente zur Behandlung dieses Störungsbilds zu finden, sondern auch Energie und Zeit damit verbringen, Funktionsbesonderheiten bei ADHS zu verstehen und den Menschen einen Platz in unserer Gesellschaft einzuräumen, der es ihnen ermöglicht, sich mit ihren Besonderheiten zu entfalten und zu entwickeln, wie es jedem Menschen zusteht.

Formal werden in der Regel die männliche Form für beide Geschlechter und die Begriffe »Sucht«, »Abhängigkeit« und »Substanzabhängigkeit« gleichermaßen für stoffgebundene Abhängigkeiten verwendet.

2

Fallvignetten

Im Folgenden werden zwei Fallbeispiele für die Entwicklung des ADHS vom Kindes- bis ins Erwachsenenalter vorgestellt. Die Personenangaben sind aus ethischen und datenschutzrechtlichen Gründen verändert. Auch die Inhalte der nachfolgenden Kapitel werden durch Fallbeispiele illustriert.

Fallvignette 1

Kurt war zum Zeitpunkt der Diagnose 44 Jahre alt. Er ist Professor der Physik. Seine Erstdiagnose erfolgte, nachdem er mit seinem 10-jährigen Sohn Lucas in der Kinder- und Jugendpsychiatrie zur Abklärung eines ADHS war. Aufmerksam habe er als Vater verfolgt, welche Testungen bei Lucas durchgeführt und welche Fragen dem Sohn und ihm als Vater gestellt wurden. Als er nach Hause ging, wurde er sehr nachdenklich. Er besorgte sich im Internet einige Fragebögen für das ADHS im Erwachsenenalter und besprach sich mit seiner Mutter bezüglich seines Verhaltens in der Kindheit und Jugend. Fast alle Fragen, welche typisch für das ADHS in der Kindheit waren, konnten die beiden mit »Ja« beantworten. Somit kam er in die Praxis mit der Frage: »Könnte es sein, dass ich ein ADHS im Erwachsenenalter habe?« Im Verlauf der Untersuchungen und der Anamneseerhebungen stellte sich heraus, dass Kurt diese Diagnose erfüllte. Rückblickend konnte er dadurch eine Menge seiner Verhaltensweisen und Erfahrungen erklären, was ihm sehr half, sich nicht als verhaltensauffälliger Exot oder, wie seine Frau immer sagte, als liebenswerter Chaot zu empfinden, sondern als ein Mensch mit einer wahrscheinlich angeborenen Störung, die bis zum Diagnosezeitpunkt unerkannt und unbehandelt geblieben war. Kurt verstand sich als Mensch, den es viel Mühe gekostet hatte, seine Schwächen und Eigenheiten zu überwinden, und es erfüllt ihn mit Stolz, dass es ihm gelungen war, sich auf seine Stärken zu konzentrieren. Bereits in der Kindheit zeigte Kurt eine ausgeprägte motorische Hyperaktivität, er konnte als Junge nicht still sitzen, musste stets aufstehen und herumlaufen. Beruhigt haben ihn als Kind immer Legospiele. So habe er laut seiner Mutter stundenlang mit Lego spielen und die Zeit vergessen können. Später sei es die Beschäftigung mit einem kleinen Elektroflieger gewesen, den er sich zusammen gebaut hat. Dies sei auch während der Pubertät so weitergegangen. Kurt sei fast nie dabei gewesen, wenn seine Alterskollegen zusammen ausgingen und sich amüsierten. In diesen Zeiten habe er lieber etwas über Technik gelesen und sich in sein Zimmer zurückgezogen. Kurt erinnerte sich, dass er stets Mühe hatte, sich auf den Schulstoff zu konzentrieren. In Mathe und Physik sei er hervorragend gewesen. Bei den anderen Fächern sei er immer durchgefallen und habe schließlich auch nur mit Ach und Krach den Realschulabschluss geschafft. Er begann eine Lehre in einer Elektrowerkstatt. Obwohl ihm die Arbeit sehr gefallen habe, sei er mit seinem Chef ständig aneinandergeraten. Er sei häufig nicht pünktlich zur Arbeit erschienen und habe oft die Aufgaben nicht erledigt, die ihm sein Chef gegeben habe. Demzufolge wurde ihm nach einem Lehrjahr gekündigt. Mit Hilfe der Eltern gelang es Kurt, eine zweite Lehrstelle zu finden. Da war ein älterer Meister, der ihn sehr gemocht und stets verständnisvoll unterstützt habe. Den habe Kurt sehr geschätzt, sich gehörig angestrengt und schließlich die Lehre auch abschließen können. Die Arbeit danach wurde schnell langweilig. Er wechselte ein paar Mal die Stellen und wurde eher zufällig als Hilfskraft in einem wissenschaftlichen Betrieb angestellt. Dort begann seine Liebe zur Physik aufzublühen. Kurt holte das Abitur nach. Er studierte Physik und habilitierte sich schließlich in der Experimentalphysik. Zum Zeitpunkt der Diagnosestellung, also mit 44 Jahren, berichtete Kurt, er habe »den schönsten Arbeitsplatz der Welt«. Gefragt, wo und was das sei, gab er an, sein Labor sei tief unter der Erde. Es habe keine Fenster nach außen. Ganz selten sehe er mal einen anderen Menschen. Sein Lieblingsort sei ein abgedunkelter Raum. In der Mitte stehe ein Elektronenmikroskop und dort betreibe er seine Forschung. An diesem Ort konnte sich Kurt maximal konzentrieren und schrieb dort seine Manuskripte für Publikationen, von denen er zahlreiche hatte. Oft vergaß er die Zeit und kehrte erst spät in der Nacht nach Hause zurück. Seine Frau lernte er auf einem Kongress kennen. Es war Liebe auf den ersten Blick. Sie habe ihren Mann stets unterstützt und seine Art geschätzt. Das Paar hat zwei Söhne. Bei beiden wurde ein ADHS diagnostiziert. Auf eine Medikation bei Kurt wurde verzichtet. Er hat seine Störung »funktionalisiert« und Lebensräume gefunden, die ihm sein persönliches »So-Sein« ermöglichten. Ein begleitetes Training zur Förderung von Sozialkontakten und zur Steuerung der leichten Ablenkbarkeit führte schließlich dazu, dass Kurt auch zu Hause Publikationen schreiben und mit seinen Kindern mehr unternehmen konnte. Gemeinsam mit seiner Frau, pflegt er zunehmend Freundschaften und dient so seinen Söhnen, welche beide integrativ (medikamentös und psychotherapeutisch) behandelt werden, als Modell für eine positive Entwicklung bei bestehendem Störungsbild ADHS.

Fallvignette 2

Lisa ist 32 Jahre alt und meldete sich zur stationären Suchtbehandlung an, nachdem ihre Partnerschaft beendet war. Sie sei verzweifelt, fühle sich ausgenutzt, sei immer für den Partner da gewesen. In der Folge der Trennung habe sie ihre Arbeit nicht mehr ordentlich machen können. Sie habe schon immer viel Alkohol getrunken, um zu funktionieren. Jetzt sei es zu viel geworden und der Vorgesetzte habe sie auf den Konsum angesprochen. Zigaretten rauche sie bereits seit ihrem 12. Lebensjahr. Bald sei auch Alkohol dazu gekommen. Anfangs habe sie nur abends Alkohol getrunken. Er habe ihr geholfen, besser einzuschlafen. Wenn sie ins Bett gehe, dann kreisen die Gedanken um den Tag. Sie müsse über alles nachdenken, was sie hätte anders oder besser machen können, und komme nur sehr langsam zur Ruhe. Schließlich schlafe sie häufig vor Erschöpfung ein. Mit Alkohol könne sie viel leichter einschlafen. Schließlich trank Lisa auch schon tagsüber Alkohol. Sie sei in einer Teamleiterfunktion. Zu Beginn der Arbeit sei es wichtig, sich über die am Tag anstehenden Aufgaben zu orientieren und die Mitarbeitenden entsprechend einzuteilen. Es gelinge Lisa zwar immer sehr gut, die Aufgaben zu erkennen und zu verteilen. Aber nach ein oder zwei Stunden habe sie schon wieder vergessen, wem sie welche Aufgaben gegeben habe. Oder sie vergesse wichtige Unterlagen für einzelne Meetings. Dann habe sie häufig Wege mehrfach zurücklegen müssen. Manchmal renne sie einfach nur kopflos durch die Räume. Mit Alkohol könne sich Lisa besser auf die Dinge konzentrieren. Sie habe einen Plan, den sie Stunde um Stunde abarbeite. Abends war sie viel zufriedener mit sich, weil sie das Gefühl hatte, etwas geschafft zu haben. Damit der Alkoholkonsum am Arbeitsplatz nicht so auffiel, habe sie Wodka in kleinen Trinkgefäßen in einigen Zimmern bereitgestellt und immer mal einen Schluck genommen. Schließlich habe sie bemerkt, dass sie pro Tag eine Flasche Wodka geleert habe und unruhig wurde, wenn es keinen Wodka mehr gab. Das habe sie aber noch nicht bewogen, etwas an ihrer Situation zu ändern. Erst als sich ihr Partner von ihr getrennt habe, sei sie zusammengebrochen. Dieser sei zu einer anderen Frau gegangen. Er habe wohl schon seit längerer Zeit eine Parallelbeziehung geführt. Sie habe zwei Jahre zuvor mit einer großen Begeisterung die Beziehung begonnen. Es war ihr Traummann. Leider sei er bald arbeitslos geworden. Es habe Lisa nichts ausgemacht, ihn zu unterstützen. Jetzt habe sie alle finanziellen Reserven mobilisiert, um eine Eigentumswohnung für beide zu kaufen. Man sei vor zwei Monaten dort eingezogen. Das er eine Parallelbeziehung habe, sei ihr nicht aufgefallen. Als Trennungsgrund habe er angegeben, sie nehme nicht wahr, wie es ihm gehe. Rede nur über sich und ihren Tag. Da komme er zu kurz. Lisa konnte das gar nicht verstehen, hatte sie doch alles für diesen Mann getan. Der Partner habe ihr vorgeworfen, dass ihn ihre Stimmungsschwankungen stören. Ihre Stimmung wechsele sehr häufig von zu Tode betrübt zu himmelhoch jauchzend. Sie wirke auf ihn oft wie aufgezogen. Er wolle aber am Abend oder am Wochenende auch mal seine Ruhe und nicht immer etwas unternehmen. Auch wolle er nicht immer über alles nachdenken müssen. Da komme er nicht mit. Lisa war enttäuscht und verstand die Welt nicht mehr. Verzweifelt fragte sie sich, welchen Sinn ihr Leben noch habe. Es war nicht ihre erste Paarbeziehung. Jedes Mal spüre sie die große Begeisterung und habe das Gefühl, jetzt sei ihr der Traumpartner begegnet. Und jedes Mal falle sie in ein großes Loch, wenn sie wie aus heiterem Himmel höre, wie sie vom Partner wahrgenommen werde. Die Entscheidung für den Entzug war zugleich die Entscheidung, am Leben etwas zu ändern. Während der qualifizierten Entzugsbehandlung fand eine umfangreiche diagnostische Abklärung des ADHS statt. Lisa war sehr froh um die Diagnose, weil sie endlich etwas »in der Hand« hatte, was ihr Gefühl des »Andersseins« erklärte. Es gab viele Gespräche zwischen ihr und den Eltern. Die Beziehung hatte gerade in den letzten Jahren durch Lisas zunehmenden Alkoholkonsum sehr gelitten. Die Eltern brachten ihre Enttäuschung zum Ausdruck. Als Ältestes von zwei Kindern haben sich die Eltern gerade von Lisa gewünscht, dass diese nach außen der Stolz der Familie werde. Sie zeigten hohe Leistungsansprüche an die Tochter. Lisa war versucht, diese stets zu erfüllen. Beim jüngeren Bruder wurde bereits in der Kindheit ein ADHS diagnostiziert. Lisa hat die Eltern immer wieder einmal darauf aufmerksam gemacht, dass sie auch ein ADHS haben könnte. Die Eltern haben immer abgewunken. Das könne nicht sein. Bei den annähernden Gesprächen in der Therapie wurde deutlich, dass es nicht sein »durfte«. Jetzt leidet Lisa unter zwei Störungen, dem ADHS und der Sucht. Nun, da Lisa in Behandlung ist, zeigten die Eltern eine zunehmende Bereitschaft, sich mit den Störungen auseinanderzusetzen. Im Anschluss an die stationäre Behandlung besuchte Lisa die ambulante ADHS-Sprechstunde für Erwachsene. Sie wurde zunächst auf ein Langzeitpräparat von Methylphenidat eingestellt. Dies führte bereits nach wenigen Tagen zu einer Steigerung der inneren Ruhe und Förderung der Konzentration. Im ambulanten Setting wurde darüber hinaus an einer Verbesserung der Selbst- und Fremdwahrnehmung gearbeitet. Schließlich gelang es Lisa zunehmend, sich auf andere Menschen einzulassen und ihre Sozialkontakte zu vertiefen. Parallel wurde die stationäre Entzugs- und Entwöhnungsbehandlung durchgeführt. Insgesamt führten all diese Interventionen und Maßnahmen zu einer Symptomlinderung, einer allmählichen Stabilisierung des Gesamtsystems und trugen zu einer erheblichen Selbstwertsteigerung Lisas bei. Allerdings litt Lisa weiter unter Stimmungseinbrüchen vor allem in den Abendstunden, wenn das Präparat in der Wirksamkeit nachließ. Deshalb erfolgte schließlich die Umstellung auf ein Amphetaminpräparat mit Langzeitwirkung. Hierunter reduzierten sich die Stimmungsschwankungen deutlich. Lisa beschrieb sich im Zusammenhang mit den Symptomen des ADHS als ein »Fähnchen im Winde«. Sie sei schnell zu begeistern, könne eine Situation schnell erfassen und äußere schnell ihre Argumente. Häufig sei sie so schnell, dass die Mitmenschen sie nicht verstünden, was Lisa wiederum gar nicht verstehen könne. Sie reagiere dann schnell gereizt, was wieder zu entsprechenden Antworten bei ihren Gesprächspartnern führe. Solche Erfahrungen im Sozialkontakt ließen bei Lisa das »Gefühlschaos« entstehen: Erst die Begeisterung, dann die Enttäuschung, dass sie nicht verstanden wurde und schließlich noch die Frustration, wenn die Gesprächspartner zurückweisend reagierten. Diese früher als negativ wahrgenommenen Phänomene des ADHS konnte sie unbehandelt nicht steuern, d. h. sie platzte mit Antworten heraus, war umtriebig und gehetzt und musste sofort etwas umsetzen, ohne die Konsequenzen zu überdenken. Die Behandlung mit dem Langzeit-Amphetamin förderte nun bei Lisa die Steuerungsfähigkeit. Sie war zunehmend in der Lage, Situationen zu reflektieren, ihr Vorgehen zu bedenken und sich im sozialen Kontext so zu verhalten, dass es positive Rückmeldungen gab, was sich in der Folge positiv und stabilisierend auf Lisas Gefühle auswirkte.

3

Allgemeine und klinische Epidemiologie des ADHS

Das ADHS ist eine der häufigsten neuropsychiatrischen Störungen mit Beginn in der Kindheit und einer sehr hohen erblichen Komponente.

3.1 Prävalenz des ADHS im Kindesalter

Die Prävalenz des ADHS im Kindesalter wird mit etwa 5 % angegeben (Polanczyk et al. 2014). Es besteht ein Geschlechterverhältnis von zwei bis drei Jungen zu einem Mädchen. Als Ursprung für die auffälligen Verhaltensweisen geht man beim ADHS von einer angeborenen Störung der Spannungs- und Emotionsregulation aus. Bereits im Säuglings- und Kleinkindalter fällt auf, dass Kinder mit ADHS häufiger mit Schreien reagieren als Kinder ohne ADHS, z. B. wenn sie durch innere oder äußere Reize irritiert werden oder wenn sie sich nicht wohlfühlen, etwa durch Hunger oder Kälte. Dies führt nicht selten zu Fütter- und Schlafstörungen sowie dazu, dass die unruhigen Kinder nur sehr schwer beruhigt werden können und weiter schreien. Da derartige Symptome nicht spezifisch für ADHS sind, sondern auch bei anderen körperlichen, psychischen oder neurologischen Störungen auftreten können, wird die Diagnose erst gestellt, wenn ein ausreichender Beobachtungszeitraum vorliegt und andere Störungsbilder ausgeschlossen werden konnten, dies ist selten vor dem 5. Lebensjahr der Fall.

3.2   Prävalenz des ADHS im Erwachsenenalter

Die Symptome können in bis zu zwei Drittel der Fälle bis ins Erwachsenenalter bestehen (Faraone et al. 2006). Im Erwachsenenalter wird ein Geschlechterverhältnis von 1:1 bei Prävalenzzahlen zwischen 1 und 7 % angegeben.

Worauf die unterschiedliche Geschlechterverteilung im Kindes- und Erwachsenenalter zurückgeführt werden kann, ist im Detail nicht geklärt. Zum Teil werden die Unterschiede auf sozioökonomische Faktoren oder methodische Schwächen bei der Diagnosestellung zurückgeführt. Zum anderen zeigte eine Langzeitstudie an über 1.000 Menschen in Neuseeland, dass bei einem Großteil der Erwachsenen mit ADHS in der Kindheit noch keine Symptome nachweisbar waren (Moffitt et al. 2015). Somit wären nach dieser Untersuchung die unterschiedlichen Geschlechteranteile darauf zurückzuführen, dass es sich bei Kindern und Erwachsenen mit ADHS um unterschiedliche Betroffenengruppen handelt.

Auch die Prävalenzraten im Erwachsenenalter schwanken erheblich. Weltweit wurden für das ADHS im Erwachsenenalter Prävalenzraten um 2,5 % gefunden (Simon et al. 2009). In den USA zeigten zwei große Repräsentativerhebungen Prävalenzraten des ADHS im Erwachsenenalter im Mittel von 4 % (Kessler et al. 2006; Fayyad et al. 2007). Die Prävalenzraten sinken mit zunehmendem Alter der Betroffenen. Epidemiologische Studien an älteren Erwachsenen jenseits des 55. Lebensjahres ergaben Prävalenzraten zwischen 1 und 2,8 % (Torgersen et al. 2016). Insgesamt ist das ADHS eine der häufigsten neuropsychiatrischen Störungen mit Beginn im Kindesalter.

Die Symptome des ADHS treten früh in der Kindheit auf, sind tiefgreifend und beeinflussen die Betroffenen und ihr Umfeld. Dabei finden sich bei ADHS die Auffälligkeiten in allen Lebensbereichen, da sie die Emotions- und Spannungsregulation betreffen und diese nicht in einem Lebensbereich funktionieren können und in einem anderen nicht. In mehr als zwei Drittel der Fälle treten im Entwicklungsverlauf neben dem ADHS weitere psychische Störungen auf.

Kessler und Mitarbeiter untersuchten in einer Repräsentativerhebung an 3.199 erwachsenen Amerikanern die Häufigkeiten des Auftretens von mehr als einer psychiatrischen Diagnose (Kessler et al. 2006). Hier ergaben sich gehäufte Kombinationen von ADHS mit sogenannten affektiven Störungen, insbesondere Angst und Depressionen sowie mit Abhängigkeitserkrankungen (► Tab. 3.1).

3.3 Prävalenz von ADHS und Sucht

Das zeitgleiche, gemeinsame Auftreten von ADHS und Sucht wird als Doppeldiagnose oder Komorbidität bezeichnet. Sowohl in längs- als auch in querschnittlichen Untersuchungen wurden erhöhte Prävalenzraten der Komorbidität von ADHS und Sucht gefunden.

Tab. 3.1: Wahrscheinlichkeit für Kombinationen von ADHS und weiteren psychischen Störungen bei Erwachsenen

Störung	Wahrscheinlichkeitsfaktor für ein Erkranken an der Störung bei Vorliegen eines ADHS
Depression	2,7
Bipolare Störung	7,4
Generalisierte Angststörung	3,2
Posttraumatisches Belastungssyndrom	3,9
Alkoholabhängigkeit	2,8
Drogenabhängigkeit	7,9

Repräsentativerhebung an 3.199 US-amerikanischen Erwachsenen (Quelle: Kessler et al. 2006). Der Wahrscheinlichkeitsfaktor beschreibt die Lebenswahrscheinlichkeit, bei Vorliegen eines ADHS an der bezeichneten Störung zu erkranken im Vergleich zu Teilnehmern ohne ADHS. Dabei bedeutet der Wahrscheinlichkeitsfaktor 1, dass die Wahrscheinlichkeit, an der bezeichneten Störung zu erkranken, bei ADHS gleich hoch ist wie bei Teilnehmenden ohne ADHS.

Die Arbeitsgruppe von Groenman beobachtete 1.017 Jugendliche zwischen 5 und 17 Jahren über 4 Jahre mit einem Durchschnittsalter von 16.4 Jahren bei der Folgeuntersuchung (Groenman et al. 2013). Als Ergebnisse dieser Langzeituntersuchung wurden bei Jugendlichen mit ADHS im Vergleich zu Jugendlichen ohne ADHS ein etwa doppelt so hohes Risiko, an irgendeiner Substanzabhängigkeit (Faktor 1,77), und ein fast neunmal so hohes Risiko, an einer Tabakabhängigkeit (Faktor 8,61) zu erkranken, gefunden. Diese Ergebnisse stimmen nicht ganz mit der nationalen Repräsentativerhebung von Kessler und Mitarbeitern überein, was auf unterschiedliche Faktoren zurückgeführt wird. Heute ist bekannt, das neben dem Alter, dem Geschlecht und den sozioökonomischen Faktoren auch das Herkunftsland der untersuchten Personen und die Art der Substanz bei der Risikoeinschätzung für die Komorbidität von ADHS und Sucht eine Rolle spielen.

In der nationalen Repräsentativerhebung der USA errechneten Kessler und Mitarbeiter unter den Erwachsenen mit ADHS einen Anteil von 15,2 % Substanzabhängigen verglichen mit einem Anteil von 5,6 % Substanzabhängigen bei Menschen ohne ADHS (Kessler et al. 2006). Umgekehrt erfüllten in dieser Untersuchung 10,8 % die Diagnose eines ADHS unter den Substanzabhängigen. Zu ähnlichen Ergebnissen kam eine prospektive internationale ADHS-Prävalenz-Untersuchung an 1.205 abhängigen Patienten, die an insgesamt 47 Zentren in zehn Ländern durchgeführt wurde (van Emmerik-van Oortmerssen et al. 2014). Hier fand man eine Prävalenzrate von 13,9 % ADHS-Betroffene unter den Substanzabhängigen. Demgegenüber ergab eine Metaanalyse von 29 Einzelstudien eine gemittelte Prävalenzrate von 23,1 % des ADHS bei Substanzabhängigkeit (van Emmerik-von Oortmerssen et al. 2012). Bei einer Metaanalyse werden die Ergebnisse mehrerer Primär-Untersuchungen, die die gleiche Fragestellung behandeln, zu einer Gesamtaussage zusammengefasst.

Die Unterschiede in den Ergebnissen können in Teilen auf unterschiedliche Prävalenzraten bei den einzelnen Substanzen zurückgeführt werden. So wurden bei der Tabakabhängigkeit Prävalenzraten des kindlichen ADHS von 15,3 % und für das persistierende ADHS im Erwachsenenalter von 6,4 % gefunden (Fond et al. 2013). Dabei wurden verglichen mit Tabakabhängigen ohne ADHS kein früherer Beginn der ersten Zigarette, des täglichen Rauchens und der Abhängigkeit gefunden. Bei der Alkoholabhängigkeit lagen die ADHS-Prävalenzraten bei 21 % (Johann et al. 2003). Im Gegensatz zu den Ergebnissen bei Tabakabhängigen zeigten die Alkoholabhängigen mit ADHS einen früheren Beginn des Konsums und der Abhängigkeit sowie höhere Konsummengen im Vergleich zu Alkoholabhängigen ohne ADHS. Bei Kokain- und/oder Opiatabhängigkeit betrugen die gefundenen Prävalenzraten für ADHS 5,22 % (Arias et al. 2008).

Bei der internationalen ADHS-Prävalenz-Studie wiesen 75 % der abhängigen Patienten mit ADHS mindestens eine zusätzliche psychische Erkrankung auf im Vergleich zu 37 % bei Süchtigen ohne ein

ADHS. Die häufigsten psychischen Störungen waren Borderline und antisoziale Persönlichkeitsstörungen, Depressionen, bipolare Störungen und Schizophrenien. Dabei war der aufmerksamkeitsgestörte Subtyp häufiger mit depressiven Episoden und der hyperaktiv-impulsive Subtyp häufiger mit hypomanischen Episoden oder antisozialer Persönlichkeitsstörung vergesellschaftet (van Emmerik-van Oortmerssen et al. 2014). Im Ländervergleich schwankten bei der internationalen Studie unter den Substanzabhängigen die Prävalenzraten für ADHS von 7,6 % in Ungarn bis zu 32,6 % in Norwegen (van de Glind et al. 2014). Zusätzlich konnte die niederländische Studiengruppe zeigen, dass unterschiedliche Prävalenzraten auch auf die Überarbeitung vom DSM-IV zum DSM-5 im Jahr 2013 zurückzuführen waren. So ergaben sich im Vergleich zum DSM-IV bei den nach DSM-5 beurteilten Personen deutlich höhere ADHS-Prävalenzraten.

3.4 ADHS und substanzungebundene Abhängigkeiten

In den letzten Jahren sind zunehmend substanzungebundene Süchte in den Fokus der Aufmerksamkeit gerückt. So ist die Glücksspielsucht in den Katalog des diagnostischen Manuals DSM-5 aufgenommen worden, da sich die typischen Kriterien der Abhängigkeit nachweisen lassen, wie z. B. Kontrollverlust, Verlangen nach dem Spielen oder ein fortgesetztes Spielen unter Inkaufnahme von Schäden in Form hoher Geldverluste.

Untersuchungen bei ADHS zeigten, dass vor allem aufmerksamkeitsgestörte Jungen für den problematischen Gebrauch von Videospielen gefährdet sind (Mazurek et al. 2013). In einer Gruppe internetabhängiger türkischer Jugendlicher waren 83,3 % von einem ADHS betroffen (Bozkurt et al. 2013). Auffallend in dieser Gruppe der Jugendlichen war, dass 100 % mindestens eine weitere und

29

88,3 % zwei weitere komorbide psychiatrische Störungen zeigten. Obwohl die Zusammenhänge zwischen Internetabhängigkeit und ADHS bislang nicht hinreichend geklärt sind, könnten die Ergebnisse darauf hinweisen, dass bei substanzungebundenen Abhängigkeiten neben den zusätzlichen psychischen Störungen auch weitere moderierende Faktoren eine Rolle für die ungünstige Entwicklung darstellen. So konnte beispielsweise in einer Studie von 287 taiwanesischen Jugendlichen zwischen 11 und 18 mit ADHS gezeigt werden, dass die Unzufriedenheit in familiären Beziehungen den stärksten Vorhersageeffekt für den Schweregrad der Internetabhängigkeit darstellt (Chou et al. 2014). Darüber hinaus fördern bei den Jugendlichen mit ADHS sowohl eine erhöhte Ängstlichkeit als auch ein niedriges Selbstwertgefühl die Entwicklung einer Internetabhängigkeit.

Wie bei den substanzgebundenen Abhängigkeiten wird auch beim problematischen und übermäßigen Internetgebrauch angenommen, dass er als fehlgeleitete Selbstmedikation (▶ Kap. 6.2) zur Linderung der Symptome des ADHS bzw. der komorbiden und begleitenden Symptome wie Ängste oder niedriges Selbstwertgefühl eingesetzt wird (Yen et al. 2014). Dementsprechend zeigte eine Untersuchung von Jugendlichen mit Internetabhängigkeit, dass eine konsequente medikamentöse Behandlung des ADHS mit Methylphenidat bereits nach acht Behandlungswochen die Aufmerksamkeitsleistung bessert und zu einer signifikanten Reduktion der Internetnutzung führte (Han et al. 2008).

Martin ist 40 Jahre alt und zeigte in seiner Kindheit dominierend die hyperaktiv-impulsiven Verhaltensweisen des ADHS. Als Erwachsener trat die Hyperaktivität in den Hintergrund. Seit ca. 20 Jahren leidet er neben seiner Impulsivität unter einer leichten Ablenkbarkeit. Bereits als Kind war er schon für alles Mögliche zu begeistern. Die Schnelllebigkeit des Internets hatte es ihm besonders angetan. So hat er seinen Beruf in der IT-Branche ergriffen. Er beginnt sehr gern neue Projekte, arbeitet sich oberflächlich ein, muss aber dann immer wieder erkennen, dass er nicht den

Tiefgang hinbekommt und die Aufgaben nicht fristgerecht zu Ende bringt. Das führt häufig zu Problemen mit dem Chef. Abends benötigt Martin den Alkohol, um wieder runterzukommen und sich zu beruhigen. Was ihm auch hilft, ist das abendliche Fahrradfahren. Da kommen schon mal in kurzer Zeit bis zu 100 km zusammen. Längst kann Martin seinen Alkoholkonsum nicht mehr kontrollieren. Er weiß, dass er alkoholabhängig ist und hat den Konsum schon reduziert bzw. ist auf alkoholfreies Bier umgestiegen. Irgendwann hat er das Online-Glücksspiel entdeckt. Bereits nach kurzer Zeit ist es ihm völlig entglitten. Er verlor den Überblick über die Zeit und die Einsatzgelder. Mittlerweile hat Martin ca. 100.000 Euro Schulden. Sein Verantwortungsbewusstsein sorgt dafür, dass er einen ausgeklügelten Finanzierungsplan einhält. Seither konnte er das Spielen auch einstellen. Jetzt hat er ca. die Hälfte abbezahlt. Und promt ist es zu einem Spielrückfall gekommen. Wieder hat er 10.000 Euro verloren. Nun hat er seine Eltern in seine Süchte eingeweiht. Er möchte es selbst schaffen. Aber er möchte, dass sein Umfeld über alles Bescheid weiß. Seiner Freundin hat er die in den Casinos gesperrten Kreditkarten gegeben. Zur Not kann er diese benutzen, aber Spielen möchte er nicht mehr. Der Druck zu spielen ist sehr groß. Jetzt macht Martin noch mehr Sport. Aber mit der Alkoholabstinenz will es nicht so recht klappen. Seine Impulsivität und die inneren Antreiber sorgen immer wieder für spontane Handlungsweisen, ohne über die Konsequenzen nachzudenken. Medikamente nimmt Martin nicht ein. Er hat Sorge, dass ihn die Medikamente einschränken könnten. Die Süchte konnte er nun seinen Eltern und dem Umfeld offen legen. Beim ADHS ist dies etwas anderes, da schämt er sich für die Diagnose. Nun will er erst einmal die Schulden abbezahlen und eine Familie gründen. Dann wird schon alles wieder gut.

Zusammenfassung

Die Symptome des ADHS sind bei ca. 5 % der Bevölkerung in der Kindheit nachweisbar. In bis zu drei Viertel der Fälle bleiben die Symptome bis ins Erwachsenenalter bestehen, somit ergibt sich hier eine durchschnittliche Prävalenz von 2,5 % bis 4 %.

Bei Vorliegen eines ADHS besteht im Vergleich zu Menschen ohne ADHS je nach Substanz ein drei bis sieben Mal so hohes Risiko, an einer Sucht zu erkranken. Umgekehrt lässt sich bei etwa einem Viertel der Menschen mit einer Sucht ein ADHS nachweisen. Die Entwicklung einer Sucht bei ADHS wird durch zusätzliche psychische Störungen oder Symptome, wie z. B. Ängste, Depressionen oder auch Persönlichkeitsstörungen, begünstigt. Insgesamt schwanken die Prävalenzzahlen für die Komorbidität von ADHS und Sucht erheblich sowohl für die einzelnen Substanzen als auch im Ländervergleich.

4

Klinik, Verlauf und Prognose des ADHS

Wie bereits beschrieben, fallen Kinder häufig bereits im Säuglings- oder Kleinkindalter mit ADHS-typischen Symptomen auf, jedoch sind diese unspezifisch, weshalb erst der Verlauf beobachtet werden muss, bevor die Diagnose eines ADHS endgültig gestellt werden kann. Schließlich zeigt sich das Vollbild eines ADHS in mehr als der Hälfte der Fälle bis zum 7. Lebensjahr. In 93 % bilden sich die Symptome bis zum 12. und in 98 % bis zum 16. Lebensjahr aus (Barkley 2006). Damit die Diagnose des ADHS gestellt werden kann, müssen die Auffälligkeiten im Verhalten erheblich sein und sich auf mehrere Lebensbereiche der Betroffenen auswirken (Langberg et al. 2008). Darüber hinaus müssen nach dem in Europa gültigen diagnostischen Manual ICD (Internationale Klassifikation der Krankheiten) die klinischen Symptome einer Aufmerksamkeitsstörung und einer Hyperaktivität gleichermaßen vorliegen. Ganz anders ist es im amerikanischen diagnostischen Manual DSM. Dort sind drei Subtypen des ADHS klassifiziert: ein primär aufmerksamkeitsgestörter Subtyp, ein primär hyperaktiver Subtyp und der gemischte Typ (▶ Kap. 7 Diagnose). Nur der gemischte Typ wird in Europa als ADHS anerkannt. Diese unterschiedlichen Klassifizierungen erschweren eine einheitliche Forschung auf diesem Gebiet. Subtypenanalysen waren lange Zeit nur in Amerika geläufig. Mittlerweile werden auch in Europa zunehmend klinisch orientierte Ergebnisse an Subtypen des ADHS veröffentlicht, was den Vergleich erleichtert und eine differenzierte Entwicklung von therapeutischen Ansätzen auch über die Ländergrenzen hinweg fördert.

Im klinischen Alltag ist auch in Europa längst bekannt, dass nicht alle Hauptsymptome des ADHS gleich stark ausgeprägt sind. Im Schulalltag fallen beispielsweise motorisch überaktive Kinder im Vergleich zu aufmerksamkeitsgestörten Kindern durch ihr störendes Verhalten eher auf, was häufig früher zu einer Diagnose führt. Liegt der Schwerpunkt der Störung bei der Aufmerksamkeitsstörung, so sind dies meist die »Träumerchen« mit mangelnden Schulleistungen und Leistungsversagen, was nicht immer sofort mit einem ADHS in Verbindung gebracht wird. Während die Hyperaktivität mit zunehmenden Alter abnimmt bzw. als eine innere Unruhe bestehen bleibt, zeigt sich die Aufmerksamkeitsstörung bzw. die Ablenkbarkeit häufig auch in fortgeschrittenem Alter in gleicher oder sogar zunehmender Intensität im Vergleich zum Kindes- und Jugendalter, was neben den Beeinträchtigungen im Alltag zu weiteren Einbußen in der Arbeitswelt beiträgt (Pingault et al. 2011).

Sowohl im Kindes- als auch im Erwachsenenalter wird die Diagnose gestellt, wenn eine definierte Anzahl von Kriterien zutrifft (Cutoff-Wert). Die Diagnose im Erwachsenenalter setzt nach wie vor zwangsläufig voraus, dass die Symptome bereits im Kindes- bzw. Jugendalter nachweisbar waren. Falls im Kindesalter die Diagnose ADHS noch nicht gestellt wurde, muss dies rückwirkend erfolgen. Somit kann bei Erwachsenen mit persistierendem ADHS immer davon ausgegangen werden, dass die Beeinträchtigungen über einen langen Zeitraum bestanden. Im Entwicklungsverlauf hinterlässt dies

Spuren im Lebenslauf. In der Schule kommt es zu Leistungsversagen mit fehlenden Abschlüssen oder Schulverweisen. Auch im Beruf sind Verwarnungen wegen Unpünktlichkeit oder mangelnden Leistungen nicht selten. Und im sozialen Kontext fallen bei ADHS häufige Beziehungsabbrüche sowie wechselnde Paarbeziehungen auf (Barkley et al. 2008).

Manuela erscheint sehr verzweifelt in der ambulanten Sprechstunde. Sie hat vor ca. einem halben Jahr ihren Job als Sachbearbeiterin verloren. Das hat sie so sehr in eine Selbstwertkrise getrieben, dass sie seither kaum noch das Haus verlässt. Sie hat Angst davor, ihren Freundinnen zu begegnen und dort erzählen zu müssen, dass sie arbeitslos sei. Es erschient ihr, dass ihr Leben mit 24 Jahren nach ewigen Anstrengungen nun doch gescheitert wäre. Egal, was sie anfange, es gelinge ihr nicht oder nur unter großen Anstrengungen. Termine könne sie nur sehr schwer einhalten und oft sei sie am Arbeitsplatz verwarnt worden, weil sie zu spät gekommen sei. Sie strenge sich so sehr an, pünktlich zu sein. Aber irgendwie gelinge es ihr nicht. Auch die Bewältigung der Arbeitsaufgaben gelingen ihr nur mit Mühe. So habe sie in der Schule schon meist doppelt so lange wie ihre Kolleginnen für die Bewältigung einer Aufgabe benötigt. Bereits damals sei sie belächelt worden als die Träumerin. Aber sie erlebe sich gar nicht als Träumerin. Manchmal werde sie abgelenkt durch einen einschießenden Gedanken. Aber oft sitze sie nur da und könne gar nicht denken. Eine Unterstützung habe sie nie erlebt. Freunde und Freundinnen hätten sich zunehmend von ihr distanziert. Sie sei diesen zu unzuverlässig. Einmal wegen ihrer Unpünktlichkeit, andererseits aber auch, weil sie Termine häufig kurzfristig abgesagt habe. Oder auch, weil sie häufig sehr laut und polternd in das Wort ihrer Freunde gefallen sei. Irgendwie gelinge es ihr nicht, sich zurückzuhalten, obwohl sie wisse, dass das den anderen Menschen nicht gefalle. Es sei ihr immer wichtig gewesen, zumindest nach außen den Anschein von Normalität zu wahren. Mit der Kündigung sei dies nun kaum noch möglich. Sie schäme sich vor ihren

Freundinnen. Da sie nicht mehr gemeinsam ausgehen, hätten sich viele zurückgezogen. Auch der Partner habe sie nun verlassen. Sie habe sich tagelang bei ihm nicht melden können. Dafür konnte er kein Verständnis zeigen. Manuela ist verzweifelt. Sie möchte gern dazugehören und so sein wie die anderen. Aber immer wieder merke sie, dass ihr das, was sie habe, wie Sand zwischen den Fingern zerrinne und am Ende verloren gehe, obwohl sie dies gar nicht wolle.

4.1 Symptome des ADHS in der Kindheit

Im Folgenden werden die klinischen Hauptsymptome des ADHS in der Kindheit aufgeführt.

Aufmerksamkeitsstörung

* Einzelheiten werden nicht beachtet, Flüchtigkeitsfehler werden gemacht
* Aufmerksamkeit kann nicht über längere Zeit aufrechterhalten werden
* leichte Ablenkbarkeit
* Kind scheint nicht zuzuhören
* Dinge werden nicht beendet
* Abneigung gegen lang dauernde geistige Tätigkeiten
* Aufgaben können nur schwer organisiert werden
* wichtige Dinge werden verloren
* Vergesslichkeit

Hyperaktivität

* Kind zappelt und springt häufig herum
* Kind steht häufig auf, wo Sitzenbleiben erwartet wird

* Kind läuft häufig herum oder klettert exzessiv
* Kind hat Schwierigkeiten, ruhig zu spielen
* Kind ist häufig auf Achse und handelt wie »getrieben«
* Kind redet häufig übermäßig viel

Impulsivität

* Kind platzt häufig mit Antworten heraus, bevor die Frage zu Ende gestellt ist
* Kind kann schwer warten, bis es an der Reihe ist
* Kind unterbricht oder stört andere

Sowohl das europäische (ICD-10) als auch das überarbeitete amerikanische diagnostische Manual (DSM-5) halten an den aufgelisteten 18 Kriterien fest. Während nach ICD-10 für die Diagnosestellung sechs oder mehr der Symptome der Hyperaktivität/Impulsivität und der Aufmerksamkeitsstörung über mindestens sechs Monate bestehen müssen, wurde die Anzahl der Kriterien nach DSM-5 für Betroffene ab dem 17. Lebensjahr auf fünf Kriterien reduziert. Die Verhaltenseigenschaften gelten dann als symptomatisch, wenn sie auffällig sind, d. h., vom Entwicklungsstand gleichaltriger Kinder erheblich abweichen und nicht ausschließlich auf oppositionelles Verhalten zurückführbar sind. Das Alter für die Erstmanifestation des ADHS wurde im DSM-5 vom siebten auf das 12. Lebensjahr angehoben, d. h., die Diagnose eines ADHS kann nur gestellt werden, wenn die Symptome bereits vor diesen Lebensjahren nachweisbar waren. Es erfordert eine sorgfältige Anamneseerhebung, um die Symptome in ihrer Ausprägung und in ihrer Abweichung zum Normverhalten beurteilen zu können. Letztlich wird die Gesamtbeurteilung des Entwicklungsverlaufs in allen Lebensfeldern des Kindes darüber entscheiden, ob die Diagnose des ADHS zutrifft oder nicht. Wenn möglich, werden Eltern und nahe Bezugspersonen sowie Lehrer einbezogen.

37

4.2 Symptome des ADHS in der Adoleszenz und im Erwachsenenalter

Eine wesentliche Besonderheit beim ADHS ist, dass die Symptome im Erwachsenenalter nicht neu auftreten können. Untersuchungen an Erwachsenen müssen deshalb immer die Kindheit einbeziehen. Klinische Erfahrungen und zahlreiche Untersuchungen belegen, dass die Symptome in mehr oder weniger starker Ausprägung in etwa zwei Drittel der Betroffenen über die Adoleszenz bis ins Erwachsenenalter weiter bestehen (Wilens et al. 2010). Dabei bilden sich insgesamt die hyperaktiven Verhaltensweisen eher zurück als die Beeinträchtigungen der Aufmerksamkeit (Martel et al. 2012). Bei Persistenz der Symptomatik fallen die Erwachsenen insbesondere durch die mangelnde Spannungs- und Impulsregulation auf, welche beim ADHS durch genetisch bedingte neurobiologische Veränderungen erklärt werden.

Michael leidet an einer ausgeprägten motorischen Unruhe. Als Kind konnte er nicht still sitzen, musste ständig aufstehen und herumlaufen. Das hat ihm häufig den Ärger der Lehrer oder der Eltern eingebracht. Mit etwa 12 Jahren hat er das Rauchen angefangen. Es machte ihn innerlich ruhiger und außerdem konnte er immer mal wieder zu den Raucherpausen verschwinden. Heute, im Alter von 34 Jahren, ist er Projektleiter in einem großen Betrieb und sehr angesehen. Die innere Unruhe besteht weiterhin. Oft wird er darauf angesprochen, dass er mit dem Bein wippt oder mit dem Kugelschreiber spielt. Das sind Verhaltensweisen, die ihm gar nicht mehr auffallen. Manchmal muß er noch aufstehen und beim Herumlaufen sprechen. Als Erwachsener hat er gelernt, diese Verhaltensweisen nur zu zeigen, wenn es in einem Meeting passt oder sonst niemanden stört. Und dann sind da ja auch immer noch die Raucherpausen. Am Abend freut er sich auf die ausgedehnten Fahrradtouren oder auf das Badminton. Wenn er sich da so richtig ausgepowert hat, war es ein guter Tag.

Wie alle Menschen sind auch Betroffene mit ADHS im Entwicklungs-verlauf bemüht, sich an ihr soziales Umfeld anzupassen. Dort, wo es gut gelingt, sind die Symptome des ADHS nach außen nicht mehr so eindeutig sichtbar. Innerlich bleibt die Symptomatik häufig weiterhin bestehen. So ist der Auslöser für die Hyperaktivität eine innere Unruhe. Die Betroffenen mit ADHS kommen nicht zur Ruhe, fühlen sich schnell gelangweilt und sind wie angetrieben, stets etwas tun zu müssen. Diese Unruhe kann beim ADHS nur mit Mühe unterdrückt werden. Nicht selten entwickeln Erwachsene mit ADHS sogenannte Anpassungs- oder Copingstrategien im sozialen Miteinander. Manchmal wird exzes-siv Sport getrieben oder es sind mehr oder weniger subtile Verhaltens-weisen vorhanden, wie das Wippen der Füße, das Bewegen der Hände oder das Spielen mit einem Kugelschreiber, um dem Bewegungsdrang nachzugeben. Andererseits führt auch z. B. das Rauchen über eine Aktivierung des sogenannten Belohnungssystems zu einem Anstieg der inneren Ruhe und Konzentration. Für den Verlauf und die Prognose bedeutet dies, dass es wichtig ist, neben der Bewertung der äußerlich sichtbaren auffälligen Verhaltensweisen auch stets die innere Befind-lichkeit zu erfragen bzw. die bereits erfolgten und die möglichen Anpassungsleistungen zu erfassen.

Analog zur standardisierten Erfassung der Symptome des ADHS in der Kindheit wurden für das Erwachsenenalter die Wender-Utah-Kriterien entwickelt (Ebert et al. 2003):

1. Aufmerksamkeitsstörung, z. B.
   a. mangelnde Fähigkeit, Gesprächen aufmerksam zu folgen
   b. erhöhte Ablenkbarkeit durch innere oder äußere Reize
   c. Schwierigkeiten, sich auf schriftliche Texte oder Arbeitsaufga-ben konzentrieren zu können
   d. Vergesslichkeit bezüglich wichtiger Utensilien (z. B. werden Schlüssel, Brillen etc. häufig verlegt oder verloren)

2. Hyperaktivität, z. B.
   a. innere Unruhe
   b. mangelnde Fähigkeit, sich zu entspannen oder sitzende Tätigkeiten auszuüben
   c. dysphorische Stimmungslage bei Inaktivität

Neben den Bereichen 1. und 2. müssen nach den Wender-Utah-Kriterien noch mindestens zwei der folgenden Kriterienbereiche zutreffen:

3. Impulsivität, z. B.
   a. Ungeduld
   b. andere werden im Gespräch unterbrochen bzw. Sätze von anderen werden zu Ende geführt
   c. impulsiv ablaufende Einkäufe
   d. verringerte Fähigkeit, Handlungen im Verlauf zu verzögern
4. Affektlabilität, z. B.
   a. ausgeprägte Stimmungsschwankungen, z. T. »von himmelhoch jauchzend bis zu Tode betrübt« im Tagesverlauf
5. Gestörte Affektkontrolle, z. B.
   a. mangelnde Fähigkeit, den Wechsel der Stimmungen zu beeinflussen, erhöhte Reizbarkeit
   b. kurzfristiges Absagen von Verabredungen
6. Emotionale Überreagibilität, z. B.
   a. schnelle Begeisterung für neue Themen
   b. schnelles Nachlassen der Begeisterung bei Routinetätigkeit und Gefühle von Langeweile und Unzufriedenheit
   c. Gefühle von Verzweiflung und Hilflosigkeit bei Situationsänderungen bzw. Unvorhergesehenem
7. Desorganisiertes Verhalten, z. B.
   a. mangelnde Fähigkeit, zu planen oder Ordnung zu halten
   b. planloses Bearbeiten von Projekten, unsystematische Wechsel von einer Aufgabe zur nächsten, Aufgaben werden nicht zu Ende gebracht
   c. Termine werden nicht eingehalten

An den Wender-Utah-Kriterien wird deutlich, dass im Erwachse-nenalter neben den Auffälligkeiten im Verhalten ein Schwerpunkt auf die Emotionsregulation bei der Beurteilung der ADHS-Symptomatik gelegt wird. Zu den Hauptsymptomen im Erwachsenenalter gesellen sich noch zahlreiche weitere Auffälligkeiten in den unterschiedlichen Lebensbereichen. Wie bereits beschrieben, kommt es bei den Erwachsenen mit ADHS nicht nur im Arbeitsleben und bei der Hausarbeit zu schlechteren Ergebnissen. Auch im Straßenverkehr sind sie stärker unfallgefährdet, da sie die Dichte des Verkehrs und die Geschwindigkeiten der Verkehrsteilnehmer weniger genau wahr-nehmen und einschätzen können als Menschen ohne ADHS (Barkley et al. 2008). Studien haben gezeigt, dass die Verbesserung der Aufmerksamkeitsleistungen durch Medikamente zu einer deutlichen Verbesserung der Fahrleistungen insbesondere im jungen Erwachse-nenalter führt (Gobbo et al. 2014). Die erhöhte Impulsivität bei ADHS trägt zu einer generell erhöhten Risikobereitschaft bei, z. B. in Form von riskanten bzw. promiskuitiven sexuellen Verhaltensweisen, Fahren mit hohen Geschwindigkeiten sowie einer erhöhten Experi-mentierfreude mit Drogen (Barkley et al. 2008). Indirekt mit der mangelnden Impulskontrolle verbunden ist, dass es Kindern und Erwachsenen mit ADHS gleichermaßen schwer fällt, aus der Fülle der Informationen auszuwählen und die richtigen Entscheidungen zu treffen. Zu vieles stürmt auf sie ein und Belohnungserwartungen können nur mit Mühe aufgeschoben werden. Das Leben spielt sich »im Hier und Jetzt« ab. Die aktuellen Gefühle entscheiden darüber, worauf die Aufmerksamkeit in einem Moment gerichtet wird. Dadurch erscheinen die Betroffenen stark präsent und fokussiert, aber zugleich wenig vorhersehbar und ohne Planung. Somit wirken Erwachsene mit ADHS zuweilen ziellos bzw. »kopflos« und unzu-verlässig. Diese Symptome sind auf die mangelnde Affektkontrolle und die affektive Labilität zurückzuführen (s. o. Wender-Utah-Kriterien). Je nach Anpassungsleistung zeigen Erwachsene mit ADHS unterschiedliche Ausprägungen der Symptome. Während die einen sich als begeisterungsfähige und vielseitig interessierte Menschen wahrnehmen, leiden die anderen unter der eingeschränkten Steuerung ihrer Emotionen und reagieren z. B. mit Verzweiflung, Angst und Depression oder Rückzug. Insgesamt orientiert sich die Behandlung des ADHS im Erwachsenenalter stärker noch als bei anderen psychischen Störungsbildern an den bereits entwickelten Copingstrategien, welche dazu beitragen, dass Betroffene auch ohne medikamentöse Behandlung ausreichend leistungs- und im Alltag funktionsfähig sein sowie zufrieden leben können.

In den Wender-Utah-Kriterien werden die kognitiven Einschränkungen der Erwachsenen mit ADHS weniger gut erfasst. Besonders hervorzuheben sind Beeiträchtigungen in der Bewertung von Handlungsergebnissen und der daraus abgeleiteten Selbstkorrektur, was mit Lernen und anderen höheren kognitiven Prozessen zusammenhängt. Dies führt dazu, dass Erwachsene mit ADHS insgesamt eingeschränkt imstande sind, ihr Verhalten an wechselnde Situationen anzupassen.

Vertiefung

Im Verlauf der menschlichen Entwicklung werden erlernte Prozessabläufe vom Gehirn in automatisierter Form gesteuert. Dieser Vorgang ist vergleichbar mit einem Pfad, der, wenn er wiederholt gegangen wird, ausgetreten und leicht begehbar ist. Parallel müssen beim Begehen des Pfades ständig Zusatzinformationen aufgenommen und integriert werden, z. B. ob sich noch andere Passanten auf dem Weg befinden oder ob von hinten ein Fahrradfahrer naht und man ausweichen muss. Somit kommt es zu situationsbedingten Anpassungen. Darüber hinaus kann es sein, dass am Wegesrand eine Vogelfamilie ihr Nest gebaut hat und Ruhe zum Brüten benötigt. Dies trägt dann beim aufmerksamen Wanderer dazu bei, dass er bei Begehen des Weges einen größeren Bogen um das Nest einplant und somit der Weg leicht verändert wird. An der Metapher vom »ausgetretenen Pfad« wird deutlich, dass das Gehirn über Mechanismen verfügt, die es ermöglichen, kurz- und mittelfristig erlernte und automatisierte Prozessabläufe anzupassen. Bei Betroffenen mit ADHS reagieren die Gehirne »zu schnell« im einmal erlernten Modus. Die Zusatzinformationen werden entweder gar nicht wahrgenommen oder, wenn sie wahrgenommen werden, sind die Betroffenen mit ADHS beeinträchtigt, den erlernten automatisch ablaufenden Prozess zu verändern.

Rosaline hat immer wieder Mühe, morgens rechtzeitig am Arbeitsplatz zu sein. Sie steht rechtzeitig auf und beginnt mit der Morgentoilette, die ihr sehr wichtig ist. Dabei fallen ihr immer wieder Dinge ein, die sie ablenken und zu Verzögerungen führen. Statt dann wieder zügig zu ihrer Morgentoilette zurückzukehren, beendet sie erst andere Dinge und denkt: »Es wird schon reichen.« Aber jedes Mal wird sie eines Besseren belehrt. Sie schafft es nur mit Mühe, den Bus zum Arbeitsplatz zu erreichen. Ein paar Mal ist sie schon zu spät gekommen. Nachdem ihr Vorgesetzter sie abmahnte, hat Rosaline alles daran gesetzt, pünktlich zu sein. Aber immer noch ließ sie sich ablenken. Schließlich musste sie ein paar Mal ein Taxi rufen, was aber leider auch nicht dazu beitrug, dass sie es rechtzeitig zur Arbeit geschafft hat. Das Ganze hat sich über Monate hingezogen, bis Rosaline schließlich die Kündigung erhielt. Sie litt sehr unter der Situation, hat sich stets bemüht, rechtzeitig am Arbeitsplatz zu sein. Aber irgendwie hat sie es nicht geschafft. Es war wie ein Schicksal, das sie immer wieder eingeholt hat. Auch gelang es ihr nicht, ihr Verhalten anzupassen und die ablenkenden Aktivitäten zu unterdrücken. Erst ein gezieltes Training befähigte sie, die Disziplin aufzubringen, sich in ihren Aktivitäten nicht ablenken zu lassen und vor allem, die dysfunktionalen Gedankengänge zu beenden, die ihr die Gelassenheit vermittelten, es würde schon klappen.

Im sozialen Miteinander tragen die Symptome des ADHS dazu bei, dass Äußerungen und Bedürfnisse von anderen Menschen nicht so gut wahr- und aufgenommen werden können wie von Menschen ohne ADHS. In der Gruppe werden Menschen mit ADHS häufig schnell von den auf sie einwirkenden Reizen überflutet, weshalb sie dazu neigen, Treffen mit zahlreichen Menschen zu meiden oder sich zurückzuziehen. In der Folge sind Betroffene mit ADHS nicht so gut in das Gruppenleben ihrer Peers integriert und fühlen sich ausgegrenzt. Dementsprechend können im Entwicklungsverlauf bei ADHS häufiger Störungen im Sozialverhalten nachgewiesen werden als bei Adoleszenten ohne ADHS (Fosco et al. 2015). Andererseits reagieren Jugendliche und Adoleszente mit ADHS häufig sehr positiv auf Zuwendungen von einzelnen Personen, z. B. Lehrer oder Vorgesetzte. Sie zeigen sich dann motiviert, halten Termine ein und steigern ihre Leistungen. Dies verdeutlicht, dass für den Verlauf des ADHS nicht nur die Förderung der emotionalen Steuerungsfähigkeit und Impulsinhibititon, sondern auch unterstützende Sozialkontakte von großer Bedeutung sind.

Im Alltag erscheinen Betroffene mit ADHS zu spät zum Unterricht oder zur Arbeit. Sie haben Mühe, Aufgaben im Detail und fristgerecht zu erledigen. Darüber hinaus reagieren sie bei Routinearbeiten häufig gelangweilt, was sich sowohl emotional als auch in schlechten Leistungen ausdrückt. Bei den einzelnen Aufgaben erscheinen sie leicht ablenkbar und chaotisch. Sie haben Mühe, Prioritäten umzusetzen. Das trägt häufig dazu bei, dass sie wesentlich länger für die Erledigung einer Aufgabe benötigen als Menschen ohne ADHS. Da Betroffene mit ADHS immer wieder in der Erfüllung ihrer Aufgaben scheitern und entsprechendes Feedback aus ihrer Umgebung erhalten, sinken auch deren Selbstwert, die Motivation und die Zuversicht, es schaffen zu können. So entwickeln sich im Laufe des Lebens nicht selten Resignation, Hoffnungslosigkeit, Ängste und Depressionen.

Bettina war schon als Kind eine Träumerin. Unter großem Druck und mit viel Mühe hat sie ihren Abschluss und ein Studium geschafft. Dabei war sie schon im Verruf, eine ewige Studentin zu werden, weil sie fast doppelt so lange bis zum Abschluss gebraucht hat, wie die anderen. Heute, mit 48 Jahren, arbeitet sie seit fünf Jahren am gleichen Arbeitsplatz. Oft hat sie Mühe, sich zu konzentrieren. Besonders, wenn die Arbeit sehr gleichförmig wird, leidet sie viel früher unter Langeweile als ihre Kollegen. Im Betrieb haben sie gleitende Arbeitszeiten, was Bettina sehr schätzt. Wenn es sehr schlimm wird mit der Langeweile, dann macht sie ein oder zwei Stunden Pause und geht in die Stadt. Dort kauft sie sich etwas oder schaut auch nur die Auslagen in den Geschäften an. Leider ist das mit dem Kaufen nicht immer eine gute Idee, weil es das Budget schmälert. Wenn eine verlängerte Pause mal nicht möglich ist, geht sie ins Internet und spielt eine kurze Runde eines Strategiespieles. Manchmal vergisst sie dann die Zeit und wenn sie sich wieder ihrer Arbeit zuwendet, hat sie ein schlechtes Gewissen. Ihr Chef hat sie schon einige Male zum Gespräch gebeten und sie gefragt, ob ihr die Arbeit keinen Spaß mache. Aber es ist ja nicht die fehlende Freude an der Arbeit. Bettina braucht zwischendurch immer wieder die Ablenkung, um ihre Aufgaben erledigen zu können. Leider hat sie dadurch schon einige »Minusstunden« angesammelt. Es fällt ihr schwer, diese abzubauen. Immer wieder nimmt sie sich vor, dass sie konzentriert arbeitet. Aber es will nicht gelingen. Leider förderte dies auch eine depressive Entwicklung. Bettina macht sich Vorwürfe, hat das Gefühl, schlechter zu sein als die Kollegen, und oft ertappt sie sich dabei, dass sie denkt, es gelinge ihr sowieso nichts und sie sei zu dumm für diesen Job. Dann möchte sie am liebsten weinen und weglaufen. Wenn dann doch wieder etwas gelingt, ist die Stimmung bestens und alles Grübeln scheint vergessen. Bettina fühlt sich diesen Stimmungsschwankungen hilflos ausgeliefert, wie ein Spielball der Geschehnisse, ohne Möglichkeiten, ihre Stimmungen steuern zu können. Und so fängt sie jeden Morgen wieder neu an ohne zu wissen, was ihr der Tag bringen wird. Abends dient ihr der Alkohol dazu, sich zu beruhigen und einschlafen zu können. Tagsüber freut sie sich schon auf den abendlichen Konsum. Das ist die einzige Möglichkeit, dauerhaft abschalten zu können.

Das ADHS im Erwachsenenalter zeichnet sich neben den bereits genannten Symptomen auch durch eine ausgeprägte Affektlabilität mit Wechsel zwischen neutraler, niedergeschlagener und gehobener Stimmungslage aus. Oft wechseln die Stimmungen innerhalb von Stunden, was differenzialdiagnostisch gegen manisch-depressive Erkrankungen abgegrenzt werden muss. Für die Entwicklung der Störungen im Sozialverhalten soll insbesondere die mangelnde Kontrolle über die Stimmungen verantwortlich sein (Bunford et al. 2015). Häufig zeigen die Betroffenen mit ADHS auch eine mangelnde Fähigkeit, die alltäglichen Stressoren zu meistern, bzw. eine reduzierte Stresstoleranz bei Alltagsanforderungen. Dies und die erhöhte Impulsivität tragen dazu bei, dass es zum Teil aus geringem Anlass zu Reizbarkeit oder Wutausbrüchen kommt.

Merke

Die Symptome der Erwachsenen mit ADHS sind insgesamt komplex und umfangreich. Betroffene mit ADHS wirken chaotisch und desorganisiert infolge der mangelnden Planung und Organisation. Sie haben Mühe, sich zu motivieren und Aufgaben fristgerecht zu einem Ende zu bringen. Dies führt zu Misserfolgen und zum Scheitern in der sozialen Gemeinschaft. Fehlende Schul- oder Berufsabschlüsse sowie Isolation tragen zusätzlich dazu bei, dass neben den Hauptsymptomen des ADHS auch Beeinträchtigungen in der Persönlichkeitsentwicklung und im Selbstwert auftreten. So unterstützen sich die Symptome des ADHS und die negativen Erfahrungen wechselseitig im Sinne von dysfunktionalen Schleifen, was das Auftreten weiterer psychischer Störungsbilder begünstigt.

4.3 ADHS und weitere psychische Störungen

Neurobiologische Veränderungen im Gehirnstoffwechsel und in der Hirnarchitektur tragen sowohl zu den Symptomen des ADHS als auch zu zahlreichen weiteren Störungsbildern bei (Gold et al. 2014). Am häufigsten findet sich das gemeinsame Auftreten von ADHS und affektiven Störungen, wie Depressionen oder Angststörungen, bipolare Störungen, Störungen in der Persönlichkeit und im Sozialverhalten sowie Traumafolgestörungen und Abhängigkeitserkrankungen. Dabei sind die Zusammenhänge für das gemeinsame Auftreten von ADHS und anderen psychischen Erkrankungen im Detail nicht geklärt. Grundsätzlich führen vornehmlich erbbedingte Veränderungen in verschiedenen Hirnregionen beim ADHS zum frühen Auftreten der spezifischen Symptome. Aber auch sogenannte epigenetische Faktoren, vorgeburtliche Einflüsse durch mütterlichen Substanzkonsum, Lernprozesse, Ernährung und soziale Interaktionserfahrungen, beeinflussen die Ausprägung der ADHS-spezifischen Symptome.

Treten nun ADHS und weitere psychische Störungsbilder auf, so wird dies u. a. auf gleiche genetische Veränderungen zurückgeführt oder durch Wechselwirkungen der jeweils spezifischen Symptome der Einzelstörungen erklärt, die das Auftreten der jeweils anderen Störung begünstigen können oder aufrechterhalten (Spencer et al. 2016; Rommelse et al. 2010; Weber et al. 2011). Dabei werden Abhängigkeitserkrankungen unter anderem als Form einer Selbstmedikation angenommen, um die Symptome des ADHS zu lindern. Manche Symptome sind gleichzeitig als Hauptsymptome von ADHS und anderen psychischen Störungen nachweisbar, wie beispielsweise Impulsivität bei ADHS und Borderline-Persönlichkeitsstörungen oder ausgeprägte Stimmungsschwankungen bei ADHS und bipolaren Störungen. Insgesamt gilt es, die Komplexität aller Symptome zu erfassen und die einzelnen Syndrome voneinander abzugrenzen, was bedeutet, dass eine Person sowohl an einem ADHS als auch an einer bipolaren Störung oder einer Depression gleichzeitig leiden kann. Der Großteil der zusätzlichen psychischen Störungen beginnt in der Adoleszenz oder im frühen Erwachsenenalter. Eine medikamentöse Behandlung des ADHS trägt eher zu einem Schutz für die Entwicklung weiterer psychischer Störungsbilder in jedem Lebensalter bei. Insgesamt ergaben Untersuchungen an Erwachsenen mit ADHS, dass diese auch jenseits des 50. Lebensjahres häufiger als Gleichaltrige ohne ADHS unter Störungen des Selbstbewusstseins und der Selbstkontrolle litten sowie häufiger allein lebten, arbeitslos waren, weniger soziale und familiäre Kontakte aufwiesen und eine geringere Lebensqualität zeigten (Torgersen et al. 2016).

5

Ätiologie des ADHS

Beim kindlichen ADHS ist aus zahlreichen Familien- und Zwillings-
studien bekannt, dass eine hohe Erblichkeit zwischen 70 und 90 %
vorliegt. Dies wird auch im Ländervergleich immer wieder bestätigt,
wie z. B. in einer großen schwedischen Studie an knapp 60.000
Zwillingen, welche zwischen 1959 und 2011 geboren wurden und
eine Vererbungsrate von 0,88 (0,83–0,92) also 88 % zeigten (Larsson
et al. 2013). Dabei steigt das Risiko, an ADHS zu erkranken, bei
Familienangehörigen ersten Grades, wenn die Symptome des ADHS
über die Adoleszenz hinaus weiter bestehen, bzw. sinkt das Risiko,
wenn die Symptome nicht mehr vorhanden sind (Faraone et al. 2000).
Die Zusammenhänge zwischen genetischen Veränderungen und
ADHS sind unabhängig vom Geschlecht und lassen sich sowohl für
die Aufmerksamkeitsstörung als auch für die Hyperaktivität/Impul-

sivität gleichermaßen nachweisen (McLoughlin et al. 2007; Franke et al. 2012).

Nachdem die Aufschlüsselung des menschlichen Genoms insgesamt einen großen Beitrag zur Aufklärung von vorwiegend erblich bedingten Störungen wie dem ADHS beigetragen hat, wurde zugleich klar, dass derartig komplexe Störungen nicht auf Veränderungen an einzelnen Genorten zurückgeführt werden können. Vielmehr tragen Veränderungen an zahlreichen Genorten zu den Beeinträchtigungen an unterschiedlichen Stellen des Gehirns und schließlich auch zu der bunt gemischten Symptomatik bei (Akutagava-Martins et al. 2013). Die bislang durchgeführten genomweiten Assoziationsuntersuchungen an Kindern (Zayats et al. 2015) und Erwachsenen mit ADHS erbrachten Hinweise auf aussichtsreiche genetische Varianten, sogenannte Kandidatengene (Franke et al. 2009). Auf der Grundlage dieser genetischen Variationen wurden beim ADHS konkret Veränderungen im Bereich der Dopamin- und Serotoninrezeptoren, der Dopamin- und Serotonintransporter sowie von spezifischen Enzymen gefunden (Franke et al. 2012; Wu et al. 2012). Diese beim ADHS gefundenen genetischen Variationen führen zu Veränderungen in der neuroanatomischen Struktur des Gehirns, also zu Veränderungen in der Größe und Vernetzung von definierten Hirnarealen, was z. B. in bildgebenden Verfahren wie der Magnetresonanztomografie (MRT) dargestellt werden kann. Darüber hinaus finden sich Veränderungen in der Kommunikation und Funktion der Nervenzellen, was zu Beeinträchtigungen in der Übertragung von Botenstoffen oder in der Wirkung von Proteinen führt (Ribases et al. 2009). In den verschiedenen Hirnregionen wird die Kommunikation zwischen den Nervenzellen über jeweils unterschiedliche Botenstoffe geregelt. Beim ADHS sind vor allem die Botenstoffe Dopamin (Swanson et al. 2007), Noradrenalin und Serotonin (Banerjee et al. 2015) von Bedeutung. Die Veränderungen der Neurotransmission können in funktionsabbildenden bildgebenden Verfahren, z. B. in der Positronenemissionstomografie (PET), dargestellt werden (Krause et al. 2009; Volkow et al. 2012). Schließlich führen diese Veränderungen in den spezifischen Hirnarealen bei Betroffenen mit ADHS zu den nachweisbaren

Symptomen und Funktionsbeeinträchtigungen, was in neuropsychologischen Untersuchungen erfasst werden kann. Beispielsweise wird eine erhöhte Fehlerrate im sogenannten »continuous performance test« beim ADHS auf eine genetische Variabilität im Dopamintransportergen zurückgeführt (Barkley et al. 2006b). Darüber hinaus können weitere genetisch bedingte Veränderungen beim ADHS neuropsychologisch erfasst werden, z. B. Beeinträchtigungen von Impulshemmung, Reaktionszeiten, Gedächtnis oder Intelligenz (Boonstra et al. 2008). Diese Zusammenhänge beim ADHS – von der Genetik zum Symptom – sind in Abbildung 5.1 zusammengefasst.

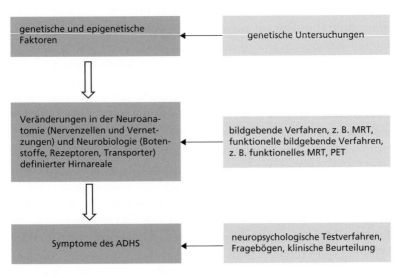

Abb. 5.1: Ätiologische Zusammenhänge bei ADHS und Nachweismethoden

Da die neurobiologischen und neuroanatomischen Veränderungen wichtig für das Verständnis von Diagnostik und Therapie beim ADHS sind, sollen diese im Folgenden kurz dargestellt werden.

5.1 Dopamin und ADHS

Bei ADHS am besten untersucht und belegt sind Veränderungen im dopaminergen System (Gold et al. 2014). Nach der Dopaminmangelhypothese liegt dem ADHS eine Unteraktivierung in dopaminergen Netzwerken des Gehirns zugrunde, wodurch sowohl bei Kindern als auch bei Erwachsenen zahlreiche Symptome des ADHS erklärt werden können (Swanson et al. 2007).

Grundsätzlich erfolgt die Signalübermittlung zwischen den Nervenzellen durch Freisetzung der Neurotransmitter in den synaptischen Spalt, der sich zwischen den beiden Nervenzellen befindet. Die Dopaminmoleküle, welche in der präsynaptischen Zelle gespeichert sind, werden bei einem Aktionspotential in den synaptischen Spalt ausgeschüttet. Dies erfolgt über die Öffnung von Kalziumionenkanälen. Die Dopaminmoleküle werden von den postsynaptischen Rezeptoren erkannt und so wird das Aktionspotential an die nächste Zelle weitergeleitet. Der Vorgang wird beendet, indem die Dopaminmoleküle über die Dopamintransporter wieder zurück in die präsynaptische Zelle befördert werden.

Beim ADHS konnten im Vergleich zu altersgleichen gesunden Probanden erhöhte Dopamintransporterdichten (DAT) im Striatum und der Großhirnrinde festgestellt werden (Volkow et al. 2011; Silva et al. 2014), was zu einer mangelnden Wirkung des Dopamins im synaptischen Spalt führt. Die mangelhafte Dopaminaktivierung in diesen Hirnarealen wird mit den ADHS-spezifischen Symptomen in den Bereichen Motivation, Belohnungsempfinden, Gedächtnis, Lernen und Bewegung in Verbindung gebracht. Die Veränderungen in der Struktur und Funktion der Dopamintransporter werden einerseits genetisch gesteuert, andererseits wirken sich auch Einflüsse in frühen Reifungsphasen des Gehirns aus.

Vertiefung

Die beim ADHS nachgewiesenen erblichen Anteile im dopaminergen Bereich führten zur Dopaminmangelhypothese. Hier konnte gezeigt werden, dass spezifische genetische Varianten mit der erhöhten Dichte der Dopamintransporter und der daraus resultierenden mangelnden Wirksamkeit des Dopamins im synaptischen Spalt verbunden sind. Sowohl Kinder als auch Erwachsene mit ADHS sind häufiger Merkmalsträger der doppelten (homozygoten) Ausprägung der sogenannten 10-Repeat-Variante des Dopamintransportergens (Van Dyck et al. 2002; Van de Giessen et al. 2009; Franke et al. 2010). Des Weiteren konnte gezeigt werden, dass ADHS-Betroffene, die das 7-Repeat-Allel tragen, welches eine weitere Variante des Dopamintransportergens ist, im Elektroenzephalogramm (EEG) häufiger Beta-Wellen aufwiesen (Loo et al. 2010). Dies ist ein Befund, der mit Veränderungen in der Aufmerksamkeit und mit Schlafstörungen in Verbindung gebracht wurde. Die Bedeutung dieser messbaren Veränderungen in den Hirnströmen ist noch nicht geklärt. Gegenwärtig wird geprüft, ob Betroffene mit ADHS, welche derartige Auffälligkeiten zeigen, auf spezifische Medikamente oder Trainings besonders positiv reagieren. Hier erscheinen sogenannte Neurofeedback-Behandlungen vielversprechend, bei denen die Betroffenen lernen, durch Echtzeitrückmeldungen der Gehirnstromkurven die eigenen Hirnstrommuster im Sinne einer besseren Selbstregulation zu steuern (Zuberer et al. 2015; ▸ Kap. 8.4).

Die dopaminergen Bahnen reifen in den ersten Lebensjahren vom Zentrum des Gehirns bis zur Großhirnrinde. Äußere Einflüsse, wie z. B. Traumatisierungen oder Mangelernährungen, können in den empfindlichen frühen Phasen der Hirnreifung zu einer Entwicklungsverzögerung und schließlich einer mangelnden Dopaminwirkung beitragen. Diese Befunde wurden in Tierversuchen belegt (Mergy et al. 2014). Derartig frühe negative Umwelteinflüsse beeinflussen zudem den

Umgang mit Stress. So reagierten Versuchstiere, die frühen Belastungen ausgesetzt waren, bei später im Leben auftretenden Stresssituationen vermehrt mit Ängsten oder Orientierungslosigkeit, welche als Nebensymptome des ADHS auftreten können (Zhang et al. 2002).

Auch beim Menschen mehren sich die Hinweise, dass umweltbedingte oder vorgeburtliche Faktoren die Ausprägung des ADHS beeinflussen können. Obwohl die Zusammenhänge nicht ganz klar sind, wird in zahlreichen Untersuchungen mütterliches Rauchen während der Schwangerschaft mit ADHS und Störungen der Stressverarbeitung in Verbindung gebracht (Tiesler et al. 2014). Sind die Betroffenen zusätzlich in frühen Lebensjahren Mangelernährungen, Vernachlässigungen oder traumatischen Erlebnissen ausgesetzt, so kommt es bei entsprechender Exposition häufiger und schneller zur Ausprägung von posttraumatischen Belastungsreaktionen, welche häufig als zusätzliche psychische Störung beim ADHS nachweisbar sind (Biederman et al. 2014).

Abbildung 5.2 zeigt eine vereinfachte Darstellung dieser Zusammenhänge zwischen genetischen und frühkindlichen Einflüssen auf die Hirnreifung und Hirnfunktion im Zusammenhang mit der Entwicklung der spezifischen Symptome des ADHS. Darüber hinaus spielen die Veränderungen der dopaminergen Signalübermittlung im sogenannten Belohnungssystem, insbesondere im Nucleus accumbens, eine große Rolle bei den Hypothesen zur Suchtentwicklung (Vokow et al. 2011) und werden im Kapitel 6 »Spezielle Suchtdynamik« näher erläutert.

Die Zusammenhänge zwischen dem dopaminergen System und den frühen Einflüssen sind hilfreich für ein Verständnis der ursprünglichen Ätiologie des ADHS. Veränderungen in der Neuroplastizität und Funktion des dopaminergen Systems sind jedoch nicht auf die Vererbung und frühe Phasen der Entwicklung beschränkt. So können in jedem Lebensalter Vernetzungen der Nervenzellen und die dopaminerge Neurotransmission durch Umwelteinflüsse, motorische Aktivität, Trainingsmassnahmen sowie durch therapeutische oder medikamentöse Interventionen beeinflusst werden. Dies hat dann wiederum Auswirkungen auf den Verlauf der Symptomatik und kann therapeutisch genutzt werden. Somit sind die in Abbildung 5.2 dargestellten Zusammenhänge nicht statisch zu verstehen, sondern sollen einem ersten Verständnis für das komplexe Zusammenspiel dienen.

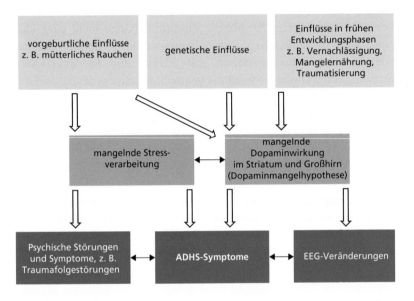

Abb. 5.2: Ätiologische Zusammenhänge zwischen komplexen Gen-Umwelt-Interaktionen, neurobiologischen Veränderungen, psychischen Auffälligkeiten und ADHS-Symptomatik

5.2 Noradrenalin und ADHS

Noradrenalin ist der wichtigste Neurotransmitter im Mittelhirn mit Verbindungen zum Großhirn, zum Kleinhirn und zum sogenannten Thalamus, der zentralen Schaltstelle für die Reizfilterung. Die Neurotransmission von Noradrenalin spielt vor allem eine Rolle bei der Orientierung und der Aufmerksamkeit. Darüber hinaus ist es an der Regulation von Spannung und Entspannung und von Schlaf und Wachsein beteiligt.

Beim ADHS wird insbesondere die Aufmerksamkeitsstörung auf genetische Varianten im Noradrenalin-Transporter Gen zurückgeführt (Thakur et al. 2012). Auch existieren Zusammenhänge mit mütterlichem Rauchen in der Schwangerschaft. Darüber hinaus besteht zwischen Dopamin, Serotonin und Noradrenalin eine Gleichgewichtsfunktion, d. h. der Dopaminmangel führt zu einem relativen Mangel an Serotonin und Noradrenalin auf der Ebene einer funktionellen Betrachtung.

Die Beeinträchtigungen der noradrenergen Neurotransmission erklären, dass Medikamente, die die Wiederaufnahme von Noradrenalin in die Nervenzelle hemmen und dadurch zu einer erhöhten Wirksamkeit des Noradrenalins im synaptischen Spalt beitragen, wie beispielsweise Atomoxetin, zur Behandlung des ADHS wirksam eingesetzt werden können.

5.3 Serotonin und ADHS

Serotonerge Nervenzellen finden sich im Hirnstamm und in verschiedenen Großhirnregionen, insbesondere im vorderen Anteil, dem Stirnhirn. Funktionell werden auf diesem Weg Erwartungshaltungen und Emotionen gesteuert. Störungen der Serotoninwirkung im synaptischen Spalt werden nicht nur mit depressiven Verstimmungen, sondern auch mit Beeinträchtigungen der Schmerzempfindung, des Lernens und des Erinnerns in Verbindung gebracht.

Beim ADHS trägt der Serotoninmangel zu emotionalen Störungen und Lernschwierigkeiten und in Kombination mit der Dopaminmangelhypothese zu einer Beeinträchtigung der Impulsregulation bei (Zepf et al. 2010). Darüber hinaus soll der Serotoninmangel beim ADHS indirekt das Auftreten von Störungen im Sozialverhalten fördern, wenn es bereits im Kindesalter zu klinischen Symptomen der Depression gekommen ist (Bunford et al. 2015). Dementsprechend ist eine frühe Behandlung von emotionalen Auffälligkeiten beim ADHS sinnvoll, da sich dies präventiv auf die Integration in die soziale Gemeinschaft auswirken könnte.

Hier haben sich Serotonin-Wiederaufnahmehemmer (SSRI) in der Behandlung des ADHS insbesondere zur Verbesserung von ausgeprägten Stimmungsstörungen und zur Impulssteuerung als wirksam bewährt (Banerjee et al. 2015). Auch die Zufuhr von Vitamin D und Omega-3-Fettsäuren, welche zu einer Erhöhung der Serotoninverfügbarkeit beitragen, können sich bei ADHS positiv auf die Stimmung und Konzentration auswirken (Patrick et al. 2015). Nicht nur Medikamente beeinflussen die Serotoninverfügbarkeit. Auch Meditationsübungen führten zu einem Anstieg der Serotoninspiegel im Stirnhirnbereich, was zur Linderung der ADHS-spezifischen Symptome genutzt werden kann (Yu et al. 2011; Mitchell et al. 2013).

5.4 Acetylcholin und ADHS

Die Bedeutung des Neurotransmitters Acetylcholin bei der Entwicklung des ADHS ist noch unklar. Cholinerge Fasern verlaufen vor allem vom Striatum zum Frontalhirn. Verschaltet werden insbesondere Funktionen des Gedächtnisses, der Aufmerksamkeit und der Emotionsregulation.

Erste Hinweise auf eine Verbindung zwischen Acetylcholin und ADHS war die Tatsache, dass das ADHS häufig mit der Entwicklung einer Tabakabhängigkeit einhergeht (McClernon et al. 2008). Dabei sollen genetische Veränderungen im Acetylcholin-Rezeptor-Gen für das erhöhte Risiko der Tabakabhängigkeit bei ADHS verantwortlich sein (Polina et al. 2014). Erste Untersuchungen mit Acetylrezeptor-Agonisten in der Behandlung scheinen vielversprechend (Fleisher et al. 2014).

> **Merke**
> Auf der Ebene der Neurotransmission können die ADHS-spezi-
> fischen Symptome mit Störungen in der Wirkung der Botenstoffe
> Dopamin, Serotonin, Noradrenalin und Acetylcholin in Verbin-
> dung gebracht werden. Diese Botenstoffe sind für die Nachrich-
> tenübertragungen von Nervenzelle zu Nervenzelle verantwort-
> lich. Dabei bestehen beim ADHS die Veränderungen jeweils in
> definierten Hirnarealen, z. B. beim Dopamin im frontalen Groß-
> hirnbereich und Striatum, beim Serotonin im Großhirn und
> Hirnstamm und beim Noradrenalin insbesondere im Mittelhirn,
> Thalamus, Großhirn und Kleinhirn. Dies ist insofern von Bedeu-
> tung, als dass die unterschiedlichen Hirnbereiche jeweils ver-
> schiedene Funktionen steuern. Die Komplexität wird dadurch
> vergrößert, dass die einzelnen Hirnareale über Netzwerke in
> Verbindung stehen und sich damit auch gegenseitig beeinflus-
> sen.

Aus dem Verständnis der Komplexität der Nervenzellverbindungen im Gehirn kann eine Zuordnung von Symptomen des ADHS
zu Störungen in der Übertragung von einzelnen Botenstoffen nur
als grobe Vereinfachung dienen. Andererseits unterstützen derartige
Vereinfachungen das Verständnis für die Wirkungen von Medikamenten, da diese in der Regel über Beeinflussungen von Botenstoff-
übertragungen erklärt werden.

So sollte die in Abbildung 5.3 gezeigte vereinfachte Zuordnung
von Funktionsbeschreibungen zu Hauptbotenstoffen verstanden
werden. Wenn, wie in der Abbildung zu sehen, die Motorik mit dem
Botenstoff Dopamin in Verbindung gebracht wird, so meint dies im
Zusammenhang mit ADHS, dass der Mangel an Dopaminübertragung
mit Störungen in der Motorik, also der Hyperaktivität, zusammenhängt. Ziel dieser Zusammenstellung ist es, auf die »Feinheiten« in
der Bewertung von ADHS-spezifischen Symptomen hinzuweisen. So
kann eine Konzentrationsstörung auf einen Noradrenalinmangel
hinweisen. Wird die Konzentration aber durch mangelnde Steuerung

von einschießenden Gedanken oder infolge Ablenkung durch von außen kommende Impulse gestört, so kann eine Verbesserung der Dopaminwirkung über die verbesserte Kontrolle von Impulsen zu einer Konzentrationssteigerung führen.

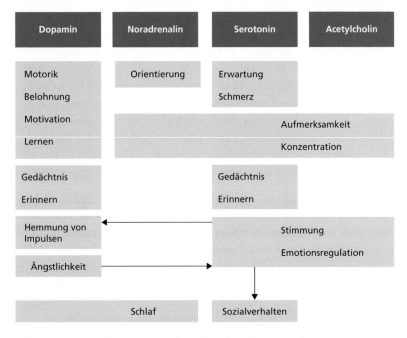

Abb. 5.3: Botenstoffe und deren Funktionsbereiche im Zusammenhang mit ADHS-Symptomen (Pfeile symbolisieren jeweils sekundäre Auswirkungen auf Symptome)

5.5 Strukturelle und funktionelle Veränderungen bei ADHS

In zahlreichen Untersuchungen mittels bildgebender Verfahren bei Erwachsenen mit ADHS wurden strukturelle Veränderungen im Sinne von Verminderungen der grauen Hirnsubstanz, also der Hirnbereiche, die überwiegend aus Nervenzellkörpern bestehen, gefunden (Ramos-Quiroga et al. 2013). Betroffen sind vor allem die Großhirnbereiche auf der rechten Seite (Hale et al. 2009) und das Kleinhirn (Almeida et al. 2010; Cortese et al. 2012a) sowie tiefere Hirnanteile, wie die sogenannten Basalganglien (Nakao et al. 2011; Frodl et al. 2012), das anteriore Cingulum (Amico et al. 2011), der Nucleus caudatus (Almeida et al. 2010) und die Amygdala (Frodl et al. 2010). Dabei korreliert das Ausmaß der Volumenminderung in diesen Hirnarealen mit dem Grad der Einschränkung durch die ADHS-Symptome.

Die strukturellen Hirnveränderungen beim ADHS werden auf die Zusammenwirkung von vererbten, vorgeburtlichen und sozialen Faktoren zurückgeführt. Beispielsweise zeigte sich bei mütterlichem Konsum von Zigaretten oder Alkohol während der Schwangerschaft eine Verminderung des Kleinhirnvolumens bei ADHS (de Zeeuw et al. 2012). Derartige angeborene oder früh erworbene Veränderungen der Hirnstruktur sind nach heutigem Kenntnisstand nicht unveränderlich. Beispielsweise kann das Volumen der grauen Hirnsubstanz durch Lernprozesse gesteigert werden. So führte ein konsequentes Lerntraining zu einer Verbesserung der ADHS-Symptomatik und einer Zunahme der grauen Substanz in verschiedenen Arealen des Gehirns (Nakao et al. 2011).

Als Trainings- bzw. Behandlungseffekt wird dementsprechend der Befund erklärt, dass eine bei Kindern mit ADHS mit einer genetischen Variante im Dopaminrezeptor, dem sogenannten 7-Repeat-Allel, in Verbindung gebrachte Volumenminderung im Stirnhirn und Kleinhirn schließlich im Erwachsenenalter nicht mehr nachweisbar war (Shaw et al. 2007; Monuteaux et al. 2008). Auf dieser Grundlage wird verständlich, warum es im Entwicklungsverlauf von der Kindheit bis ins Erwachsenenalter beim ADHS zu einer Reduktion der spezifischen Symptome bzw. zu einer vollständigen Remission der Störung kommen kann.

Die strukturellen Veränderungen beim ADHS sind nicht auf die Nervenzellen beschränkt. So wurden bei Erwachsenen mit ADHS seit der Kindheit auch Verringerungen von Nervenzellverbindungen in einigen Großhirnregionen gefunden (Makris et al. 2008; Mazaheri et al. 2010). Die Bedeutung dieser mangelnden Vernetzungen für die Symptomatik des ADHS ist noch nicht vollends aufgeklärt. Womöglich sind diese Veränderungen mit Beeinträchtigungen von Lernen, Gedächtnis und Aufmerksamkeit verbunden. Derartige neuroanatomische Veränderungen wurden auch beim gemeinsamen Auftreten von ADHS und weiteren psychischen Störungen gefunden, beispielsweise in Form von Hirnvolumenminderungen bei manisch-depressiven Erkrankungen und ADHS (Biederman et al. 2008) oder in Form von verstärkten vernetzenden Fasern zwischen Amygdala und Stirnhirn bei Angststörungen und ADHS (Posner et al. 2011). Insbesondere eine Volumenminderung der rechtseitigen Anteile der Amygdala konnte bei Erwachsenen mit ADHS mit einer mangelnden Impulskontrolle und mit Symptomen der emotional instabilen Persönlichkeitsstörung in Verbindung gebracht werden (Tajima-Pozo et al. 2015).

Neben den anatomischen Veränderungen konnten in zahlreichen Untersuchungen Veränderungen der Hirnaktivitäten bei ADHS nachgewiesen werden (Cortese et al. 2012a). Erhöhte Aktivitäten wurden sowohl bei Kindern als auch bei Erwachsenen in Netzwerken des Stirnhirns, des Scheitellappens, der visuellen Anteile des Großhirns sowie in tieferen Anteilen des Gehirns beobachtet. Die leichte Ablenkbarkeit und die Lernbeeinträchtigungen beim ADHS werden auf diese Veränderungen zurückgeführt (Sonuga-Barke et al. 2007). Demgegenüber soll eine verminderte Aktivität im Bereich der Basalganglien und des Temporallappens die mangelnde Unterdrückung von Impulsen widerspiegeln (Sebastian et al. 2012), weshalb Betroffene mit ADHS andere nicht ausreden lassen oder von einschießenden Impulsen aus dem Inneren in Form von Gedanken oder Gefühlen oder aus der Außenwelt in Form von Sinneseindrücken von ihrem aktuellen Handeln abgelenkt werden. Wie diese Veränderungen zustande kommen, ist unklar. Eine Hypothese geht davon aus, dass die verringerte Aktivität im Temporallappen bei ADHS mit Eisenmangel in Verbindung steht, was zu Störungen der Markreifung von Nervenfasern und der Bildung von Botenstoffen im Gehirn beiträgt (Cortese et al. 2012b; Adisetiyo et al. 2014).

Weitere Funktionsbeeinträchtigungen wurden mittels bildgebender Verfahren nachgewiesen. Beispielsweise zeigten Erwachsene mit ADHS Veränderungen der belohnungsabhängigen Aktivierung des sogenannten medialen orbitofrontalen Kortex (Wilbertz et al. 2012). Im Vergleich zu Probanden ohne ADHS wurden Reize mit geringem Belohnungseffekt überbewertet, während z. B. geldbezogene Reize mit hohem Belohnungseffekt unterbewertet wurden. Der orbitofrontale Kortex ist für die Selbstregulation, für das Lernen und für komplexe Entscheidungsprozesse verantwortlich. Die Veränderungen in der Hirnaktivität als Antwort auf Belohnungsreize führen bei Erwachsenen mit ADHS zu Beeinträchtigungen im emotionalen und motivationalen Verhalten. Klinisch fallen sowohl Kinder als auch Erwachsene mit ADHS immer wieder dadurch auf, dass sie zwar schnell zu begeistern sind, die Motivation aber auch ebenso schnell wieder nachlässt. Darüber hinaus fällt es Betroffenen mit ADHS häufig schwer, Entscheidungen über die Rangfolge von Aufgaben zu treffen. Dies kann auf Unterschiede in der Bewertung von Belohnungsreizen zurückgeführt werden, da Erwachsene mit ADHS von ganz anderen Dingen motiviert und angezogen werden, als es für Erwachsene ohne das Störungsbild üblich und nachvollziehbar ist.

5.6 Neuropsychologische Veränderungen bei ADHS und Zusammenhänge mit Sucht

Neben den Leitsymptomen des ADHS sind sowohl bei Kindern als auch bei Erwachsenen Schwierigkeiten bei der Organisation des Alltags vorherrschend. Termine werden vergessen oder verspätet wahrgenommen, den Betroffenen fällt es schwer, Ordnung zu halten, Aufgaben zu organisieren oder zu planen. Dabei wird die Gesamtheit der ADHS-spezifischen Symptome mit umfassenden Defiziten im Bereich der Exekutivfunktionen in Verbindung gebracht (Hervey et al. 2004). Beeinträchtigungen der Funktionen des Exekutivsystems

61

können durch neuropsychologische Testverfahren sichtbar gemacht und für Vergleiche herangezogen werden.

Die Definition der Exekutivfunktionen ist nicht einheitlich. Im weitesten Sinne versteht man unter Exekutivfunktionen Hirnleistungen, mit denen das Verhalten zielgerichtet gesteuert und an die Umweltbedingungen angepasst wird. Beim ADHS sind vor allem folgende Funktionen beeinträchtigt (Barkley 2012):

* Aufmerksamkeitsleistungen, dabei auch Wachheit und Wahrnehmungsleistungen;
* Hemmung und Kontrolle von Reizen, die von außen einwirken oder aus dem Inneren kommen, sowie damit verbunden die Steuerung von Verhaltensweisen;
* das sogenannte Arbeitsgedächtnis mit der Fähigkeit zu lernen, indem Erlebnisse mit der Vergangenheit und Gegenwart in Verbindung gebracht werden;
* die emotionale und motivationale Selbstregulation;
* das Planen und Entscheiden sowie die Problemlösung und damit die Steuerung von motorischen, kognitiven und emotionalen Prozessen.

Aus der Perspektive der Neuropsychologie werden die Störungen nicht nur auf der anatomischen Ebene der einzelnen Zelle in Form von Größe, Anzahl der dendritischen Verzweigungen oder Botenstoffübertragung betrachtet, sondern es werden die komplexen Zusammenschlüsse von Zellverbindungen zu Netzwerken und deren Kommunikation berücksichtigt, die zu Beeinträchtigungen im Denken, Fühlen und Verhalten beim ADHS führen. Beim ADHS liegen die Störungen der Exekutivfunktionen vor allem in drei zentralen Netzwerken des Gehirns. Dabei ist der vordere Teil des Großhirns, das Stirn- oder Frontalhirn, zentral an allen drei Netzwerken beteiligt.

* Das fronto-striatale Netzwerk ist an den Inhibitionsleistungen des Gehirns, am Arbeitsgedächtnis, an der Organisation und an der Planung beteiligt.

* Das fronto-cerebelläre Netzwerk verläuft vom Stirnhirn bis zum Kleinhirn. Dieses Netzwerk steuert die motorische Koordination und den Umgang mit der Zeit.
* Das fronto-limbische Netzwerk verläuft vom Stirnhirn in tiefere Hirnbereiche. Dieses Netzwerk steuert die emotionale Kontrolle, Motivation und Neigung zu Aggressionen.

Störungen im Bereich der Exekutivfunktionen, insbesondere im Zusammenhang mit Störungen der Emotionsregulation, z. B. bei einschießenden Impulsen, ablenkenden Reizen, Impulsivität, Aggressivität, Unruhe, mangelnder Motivation und Stimmungsschwankungen, zeigen einen Zusammenhang mit süchtigen Verhaltensweisen, worauf im Detail nachfolgend eingegangen wird.

5.6.1 Inhibitorisches System

Im neuropsychologischen Sinne bestehen Alltagsleistungen überwiegend aus hemmenden Mechanismen, d. h. es müssen Störimpulse bei der Durchführung von Aktionen unterdrückt werden. Finden keine Impulshemmungen statt, so verlaufen Handlungen meist wenig konsequent und wirken ungerichtet und chaotisch. Neuroanatomisch werden diese Hemmungs- oder Inhibitionsoperationen auf Verbindungen zwischen Großhirn (Kortex) und dem sogenannten Striatum zurückgeführt (kortiko-striatale Kreisläufe).

In Abbildung 5.4 sind die Netzwerkverbindungen des kortikostriatalen Kreislaufs vereinfacht dargestellt. Das Striatum ist die Eintrittspforte für Informationen, die vom Kortex weiter verarbeitet werden. Dabei kann es sich um externe oder interne Reize handeln. Die externen Informationen werden über die Sinnesorgane aufgenommen. Bei den internen Impulsen handelt es sich beispielsweise um situativ einschießende Gedanken, Bilder, Erinnertes oder Ideen. Im Striatum und den nachgeschalteten Basalganglien findet eine primäre Informationsverarbeitung statt, d. h. Striatum und Basalganglien dienen als erster Filter für die Weiterleitung zum Thalamus. Diese Funktion wird auch als »Gating«

63

bezeichnet. Die so gefilterten Informationen gelangen zum Thalamus, dem eine modulatorische Funktion zukommt. Vereinfacht ausgedrückt zeigt sich der Thalamus als Bewertungsinstanz, in welcher »entschieden« wird, welche Informationen an das Großhirn gelangen. Die so gefilterten und bewerteten Informationen gelangen dann ins Bewusstsein und werden über das Großhirn weiter verarbeitet. Funktionell bedeutet dies, dass im Thalamus reguliert wird, was im Moment gerade wichtig ist.

Beim ADHS sind die Netzwerkverbindungen zwischen Kortex, Striatum, Basalganglien Thalamus und wieder zurück zum Kortex geschwächt (Barkley 2012; Arnsten et al. 2012). Dies zeigt sich neuropsychologisch in einer Beeinträchtigung der primären Filterung im

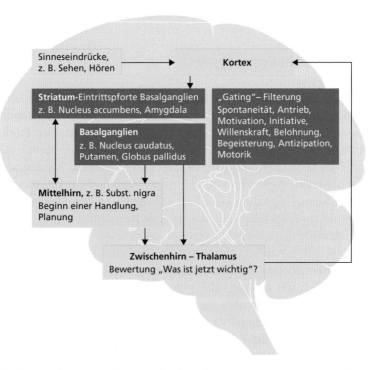

Abb. 5.4: Grafische Darstellung der kortiko-striatalen Vernetzungen und Funktionen, welche beim ADHS beeinträchtigt sind

Striatum und in den Basalganglien. Klinisch imponiert dies als mangelnde Hemmung von äußeren oder/und inneren Impulsen bzw. Reizen. Diese Quasi-Reizüberflutung mit Signalen im ohnehin schon geschwächten Thalamus führt zu weiteren Beeinträchtigungen, was sich im Verhalten darin äußert, dass die Umsetzung der Prioritäten erschwert wird. Im klinischen Alltag geben die Erwachsenen mit ADHS häufig an, dass sie sehr genau einschätzen können, was wichtig und unwichtig ist, sie jedoch nicht in der Lage sind, sich auf die Erledigung der wichtigen Dinge zu konzentrieren, wenn ständig einschießende Impulse ins Bewusstsein rücken und nicht weggedrängt werden können.

Sabrina hat projektbezogen einen befristeten Arbeitsvertrag. Die Arbeit im Team und die Aufgaben gefallen ihr sehr. Allerdings gelingt es ihr nur mit Mühe, die Arbeiten termingerecht zu erledigen. Obwohl sie bereits Monate im Voraus weiß, wann ihre Anstellung ein Ende findet, kann sie sich nicht aufraffen, ihr Bewerbungsschreiben zu überarbeiten, geschweige denn, Stelleninserate durchzusehen oder sich zu bewerben. So verpasst sie eine interessante Stellenausschreibung, weil sie diese zu spät gesehen hat. Dabei ist ihr sehr klar, welche Dinge in welcher Reihenfolge erledigt werden müssen. Abends oder am Wochenende, wenn sie die Zeit für die Suche nach einer neuen Anstellung hätte, kann sie sich nicht motivieren und wird von einschießenden Gedanken und Impulsen überflutet. Da geht sie dann eher spontan ins Kino, als ihre Unterlagen zu bereinigen.

Die mangelhafte Hemmung der einschießenden Impulse trägt bei Betroffenen mit ADHS häufig dazu bei, dass sie wider besseren Wissens den Impulsen folgen, was als »unüberlegte Handlungen« imponiert, da sie die Konsequenzen ihres Verhaltens im Moment der Aktion nicht überdenken. Da dabei auch Regeln oder, wie in der obigen Fallvignette, Konsequenzen für die Lebensführung nicht berücksichtigt werden, stehen die Betroffenen dann oft vor einem Scherbenhaufen und reagieren verzweifelt oder sind voller Selbstvorwürfe.

65

Klinisch bzw. im Kontakt erscheinen die Betroffenen ambivalent, sind sich einerseits der Konsequenzen bewusst, wenn sie ihren Impulsen folgen. Auf der anderen Seite fällt es ihnen schwer, eine Handlung zu beginnen. Die Betroffenen berichten, sie können sich nicht »aufraffen«, das zu tun, was wichtig ist. Es sei im Grunde nicht die mangelnde Motivation, sondern das Gefühl, »wie gelähmt« zu sein und sich leicht ablenken zu lassen von anderen Dingen, die zwar unwichtig seien, aber die sie in den Augenblicken vorziehen würden. Die Betroffenen mit ADHS sind somit nur eingeschränkt in der Lage, konsequent organisiert oder planerisch vorzugehen.

Bei der kognitiven Bearbeitung wirken die Betroffenen »lernresistent«, d. h. sie können sehr wohl reflektieren, welche Verhaltensweisen in welcher Reihenfolge und zu welchen Zeiten zu dem erwünschten Ergebnis führen würden, sind jedoch trotz unterstützender Techniken und Hilfsmittel nicht in der Lage, die Planung umzusetzen. Man findet solche Phänomene einer sogenannten »Anschubhemmung« auch bei der Parkinsonkrankheit, welche auf eine Degeneration von dopaminübertragenden Nervenzellen in der Substantia nigra im Mittelhirn zurückgeführt wird. Die Störungen in kortiko-striatalen Netzwerken können somit mit der mangelnden Hemmung einschießender Impulse, einer mangelnden Motivation und dem unüberwindlichen Hindernis für den Beginn einer Handlung in Verbindung gebracht werden. Hier können z. B. dopaminfördernde Medikamente eine Erleichterung bringen, beispielsweise Handlungen zu beginnen oder Impulse zu hemmen. Demzufolge führt die medikamentöse Behandlung zu einer grundsätzlichen Befähigung, sich nun angepasst zu verhalten. Allerdings haben die Betroffenen häufig keine Strategien für die Umsetzung, sodass zusätzliche Trainingsmaßnahmen erforderlich sind.

Ein weiterer wichtiger Teilaspekt der Störungen des inhibitorischen Systems beim ADHS ist das mangelnde Konflikt- und Zielmanagment. Hierunter versteht man die Fähigkeit, Unterschiede zwischen Zielen oder Erwartungen und tatsächlich erbrachten Leistungen bzw. dem »Ist-Zustand« zu erkennen und das Verhalten entsprechend anzupassen. Diese Funktionen werden ebenfalls über die frontostriatalen Bahnen sowie die Bewertungen im Thalamus gesteuert. Beim ADHS führen die fehlerhaften Einschätzungen von Situationen sowie von sich selbst und anderen zu Reaktionen, die von Menschen ohne ADHS nur schwer nachvollziehbar sind. Im Sozialkontext entstehen hierdurch häufig Missverständnisse, und es kommt schließlich zur Ausgrenzung aus der Gruppe. Dabei können die ausgegrenzten Betroffenen mit ADHS meist nicht nachvollziehen, wie es zu den Reaktionen ihrer Umwelt gekommen ist, da sie keinen Zugang zu einem anderen Bewertungssystem haben.

Kevin bemüht sich, auf dem zweiten Bildungsweg sein Abitur nachzuholen. Die mathematisch-naturwissenschaftlichen Fächer machen ihm Spaß. Die künstlerischen und sprachlichen Fächer liegen ihm nicht so sehr und langweilen ihn. Bei einer Hausaufgabe hat er schnell die Lust verloren und einige Flüchtigkeitsfehler gemacht. Bei der Kontrolle macht ihn der Lehrer vor den anderen Schülern auf die Fehler aufmerksam. Kevin fühlt sich in mehrfacher Hinsicht vorgeführt und betrogen. Einerseits hatte er gehofft, er sei »clever« genug gewesen, sodass der Lehrer seine kleinen Fehler übersehen würde. Hier hat er sich getäuscht und kann dies gar nicht verstehen. Andererseits fühlt er sich vom Lehrer »vorgeführt«. Er erlebt den Hinweis auf die Fehler in Gegenwart der anderen Schüler als persönliche Kritik und Entwertung. Er hat große Mühe, die Situation zu akzeptieren. Bereits am Ende des Schultages stellt der den Lehrer zur Rede. Abends kommt Kevin gar nicht mehr zur Ruhe. Er hat das Gefühl, dass er weder vom Lehrer noch von den Mitschülern akzeptiert werde, und entscheidet sich, die Schule abzubrechen. Bei einem gemeinsamen Gespräch zwischen Kevin, dem Direktor der Schule und dem Lehrer wird deutlich, dass von Seiten des Lehrers keinerlei Bedenken oder Vorurteile bestehen. Kevin kann sich jedoch überhaupt nicht mehr auf die wohlwollenden und unterstützenden Angebote des Lehrers einlassen und fordert die Versetzung in eine andere Klasse.

An der Fallvignette von Kevin wird deutlich, dass bei ADHS die fehlerhaften Einschätzungen von Situationen und Personen zu extremen Verhaltensweisen beitragen. Vergesellschaftet mit der Impulsivität, erscheinen Betroffene mit ADHS nicht in der Lage, ihre ursprünglichen Ziele oder Motive zu reflektieren. Sie reagieren aus dem momentanen Gefühl in der aktuellen Situation. Haben sie das Gefühl, sie werden bestätigt, dann reagieren sie ungefiltert positiv und begeistert. Haben sie den Eindruck von situativer Entwertung, dann folgen Rückzug, Aggressionen oder depressive Verhaltensweisen. Diese direkten und unreflektierten Verhaltensweisen sind auf die Schwächungen in den Bewertungsinstanzen von Striatum, Basalganglien und Thalamus zurückzuführen. Vereinfacht ausgedrückt fehlen hier die integrierenden Impulse aus diesen Hirnregionen. Somit reagieren Betroffene mit ADHS unmittelbar auf das, was sie gerade erleben. Die kortiko-striatalen Verbindungen sind sozusagen beschleunigt und es fehlen die Vernetzungen mit gelerntem Wissen und Erfahrungen, was zu der mangelnden Emotionssteuerung führt.

So ist es im Fall von Kevin für Betroffene ohne ADHS wenig nachvollziehbar, dass er aufgrund einer einzigen negativen Erfahrung mit einem Lehrer das Ziel des Abiturs aufgibt. Wenn Betroffene mit ADHS aufgrund der mangelnden Impulsinhibition nicht in der Lage sind, ihre unmittelbare Reaktion zu steuern, kommt es zu einer Situation wie der, die Kevin erlebt hat. Aus einem Impuls heraus entscheidet er sich, die Schule abzubrechen, ohne Fähigkeit, diese Entscheidung auf der Basis der möglichen Konsequenzen zu reflektieren. Für die Umgebung erscheinen Betroffene mit ADHS demzufolge stur, kompromisslos und wenig flexibel. Anpassungen erfolgen meist von Seiten der Umgebung, z. B. im Fall von Kevin durch einen vermittelnd eingreifenden Direktor. Häufig stößt das Verständnis der Systeme irgendwann an Grenzen und es kommt schließlich zum Bruch im Sozialkontakt, was Betroffene mit ADHS sowohl im beruflichen als auch im partnerschaftlichen Kontext häufig erleben.

Ohne therapeutische Intervention haben die Betroffenen mit ADHS wenig Zugang zu ihren fehlerhaften Bewertungssystemen. Dabei unterstützt eine medikamentöse Behandlung lediglich die Steuerbarkeit der

Bewertungssysteme, d. h. Betroffene mit ADHS werden hierdurch in die Lage versetzt, nicht unmittelbar aus einem Impuls heraus zu handeln. Für die Veränderung der Bewertung im Sinne einer Berücksichtigung von Konsequenzen des eigenen Verhaltens benötigen Betroffene mit ADHS psychotherapeutische Unterstützungen und Durchhaltevermögen.

Zusammenhänge zwischen ADHS und Sucht finden sich im Bereich des Belohnungssystems in Form von mangelnder Kontrolle auf der Grundlage der Dopaminmangelhypothese. Kinder und Erwachsene können Bedürfnisbefriedigungen nur unter größter Anstrengung aufschieben. Dieser mangelnde Bedürfnisaufschub ist ein zentrales Element sowohl beim ADHS als auch bei der Entwicklung und Aufrechterhaltung der Sucht.

Eine Hypothese geht davon aus, dass der relative Dopaminmangel im kortiko-striatalen System mit schwachen Belohnungssignalen verbunden ist. Dadurch sind positive Belohnungserfahrungen bzw. Erinnerungen an eine zu erwartende Belohnung nur schwach oder unvollständig verankert, was dazu führt, dass Bedürfnisse unmittelbar befriedigt werden müssen (Tripp et al. 2009). Hierdurch wird beispielsweise das impulsive Konsumverhalten erklärbar. Darüber hinaus wird angenommen, dass die genetisch bedingte Erhöhung der Dopamintransporter, die zu einem relativen Dopaminmangel im striatalen System führt, das zeitliche Fenster für den Bedürfnisaufschub bei Betroffenen mit ADHS im Vergleich zur Durchschnittsbevölkerung verkürzt und die Löschung von vorangegangenem verstärktem Verhalten unvollständig macht (Sagvolden et al. 2005). Salopp ausgedrückt, kann demzufolge bereits gelerntes Verhalten bei ADHS schwieriger wieder »verlernt« bzw. gelöscht werden. Im Zusammenhang mit Sucht kann die mangelnde Fähigkeit zur Löschung von erlernten Vorgängen dazu beitragen, dass die »Belohnungseffekte« nach Konsum von psychotropen Substanzen, wenn sie zu einer konditionierten Erwartungshaltung im Sinne einer Sucht geworden sind, bei Betroffenen mit ADHS hartnäckig verinnerlicht bleiben und somit abstinentes Verhalten erschweren.

Zentrale Hirnbereiche für die Entwicklung einer Sucht sind das limbische System und der Nucleus accumbens, der im Striatum angesiedelt ist. Häufig erfolgt der Einstieg in die Sucht über den Probierkonsum von psychotropen Substanzen. Durch den Konsum von psychotropen Substanzen kommt es zur Ausschüttung von Dopamin, wodurch die Belohnungssignale im Striatum verstärkt werden. Bei ADHS ist infolge der Veränderungen im Verstärkungs-vorgang das Abhängigkeitspotential von psychotropen Substanzen erhöht. Hier trägt das verkürzte Zeitfenster zwischen der Einnahme der Substanz und der positiven Wirkung im Belohnungssystem dazu bei, dass die Droge häufiger und gezielt eingenommen wird, um die erwartete Wirkung zu erzeugen. Durch Wiederholungen und ent-sprechende Lernerfahrungen entwickeln sich infolge der Konditio-nierung süchtige Verhaltensweisen. In diesem Zusammenhang wird die Entwicklung zur Sucht als sogenannte fehlgeleitete Selbstmedi-kation verstanden (▸ Kap. 6.2).

5.6.2   Aufmerksamkeitssystem

Die Organisation der Aufmerksamkeit beinhaltet die Aufnahme und Weiterleitung von Informationen sowie die anschließende Verarbei-tung derselben. Von besonderer Bedeutung ist dabei das Sinnessystem. Die zu verarbeitenden Informationen stammen aus der Umgebung oder direkt aus dem Inneren des Körpers. Die durch die Sinnesorgane aufgenommenen Informationen werden verschlüsselt und über den Thalamus, der sich im Zwischenhirn befindet, an die Großhirnrinde weitergeleitet. Dabei dient der Thalamus wiederum als Filter für die Informationen, da Reize nur dann weitergeleitet werden, wenn sie ein bestimmtes Schwellenpotential überschreiten. Die so gefilterten Reize gelangen ins Bewusstsein und werden dann weiter verarbeitet. Als Konzentration wird die Intensität und Dauer der Aufmerksamkeit, welche im Bewusstsein gehalten werden kann, bezeichnet.

Neuropsychologisch werden bei der Aufmerksamkeitsorganisa-tion die selektive Aufmerksamkeit, die Orientierung in Raum und Zeit sowie die Vigilanz, d. h. die Wachheit, unterschieden (Nigg et al. 2004).

Das Gehirn ist zu jedem Zeitpunkt einer Fülle von Informationen ausgesetzt. Um eine Reizüberflutung zu verhindern, gelangen nur relevante Informationen ins Bewusstsein. Diesen Prozess bezeichnet man als selektive Aufmerksamkeit und versteht darunter die Fähigkeit, Reize aus der Fülle der Informationen zu filtern und sich auf Wichtiges zu fokussieren.

Beim ADHS ist man lange Zeit davon ausgegangen, dass die Aufmerksamkeitsschwelle niedriger sei im Vergleich zu Menschen ohne ADHS, also dass die selektive Aufmerksamkeit gestört sei. Hieraus wurde abgeleitet, dass Informationen das Gehirn »überfluten«, wie es z. B. bei Störungen des autistischen Formenkreises, bei Borderline-Persönlichkeitsstörungen oder Psychosen vorkommt. Die Fülle an Informationen, vergesellschaftet mit der mangelnden Fähigkeit, Wichtiges von Unwichtigem zu unterscheiden – so hat man in der Vergangenheit interpretiert –, soll dann die Planungs- und Organisationsfähigkeit reduziert haben. Aufgrund der unten detailliert beschriebenen erweiterten Erkenntnisse ist zu erwarten, dass eine diagnostische Abgrenzung des ADHS zu Störungsbildern, die, wie oben beschrieben, mit einer reduzierten Aufmerksamkeitsschwelle und damit verbunden mit einer mangelnden Steuerungsfähigkeit verbunden sind, leichter erfolgen kann.

Heute ist bekannt, dass Betroffene mit ADHS durchaus in der Lage sind, Prioritäten zu setzen. Demgegenüber ist das Halten der Aufmerksamkeit eines der zentralen Probleme beim ADHS. Kinder und Erwachsene berichten, dass die Gedanken abschweifen und sie häufig dadurch abgelenkt werden, dass Umgebungsreize in ihr Bewusstsein gelangen.

Somit sollen im engeren Sinne beim ADHS weder eine Störung der selektiven Aufmerksamkeit noch der Orientierungsfähigkeit in Raum und Zeit vorliegen, was auch erklärt, dass sowohl Kinder als auch Erwachsene mit ADHS bei Aufgaben, die sie motivieren oder interessieren, intensiv und dauerhaft konzentriert bleiben können und zuweilen die Zeit vergessen, was als Hyperfokussierung bezeichnet wird (Hegerl et al. 2012).

Vielmehr neigen Betroffene mit ADHS infolge der geschwächten Wirkung des kortiko-striatalen Systems zu einer schnell wechselnden

71

Zuwendung des Bewusstseins zu Reizen, d. h. sie sind gewohnt, viel mehr Reize bewusst wahrzunehmen als Personen ohne ADHS. Situativ können die Betroffenen mit ADHS sich nicht anpassen, d. h., wenn sie eine Aufgabe erledigen sollen, dann wird die Reizschwelle für alle ablenkenden Impulse nicht wie bei anderen Menschen erhöht, sondern bleibt auf dem gleichen Niveau. Demzufolge müssen die ins Bewusstsein gelangenden Impulse bei einer Konzentrationsaufgabe immer wieder aktiv »ausgeblendet« werden, während sie bei Menschen ohne ADHS gar nicht erst ins Bewusstsein gelangen. Klinisch äußert sich dies in Form von Gedankensprüngen oder schnell wechselnden Tätigkeiten, wie z. B. Aufstehen während der Erledigung einer Aufgabe. Dabei handelt es sich hier nicht um eine Reduktion der Reizschwelle, sondern um rasch wechselnde Inhalte, welche vom thalamischen Filter dem Bewusstsein zugänglich gemacht wurden. Vereinfacht ausgedrückt könnte man sagen, dass dem Gehirn von Betroffenen mit ADHS mehr Informationen im Bewusstsein zur Verfügung stehen, um zwischen wichtigen und unwichtigen Inhalten zu unterscheiden.

Lisa fiel erst während der ADHS-Behandlung mit einem Medikament auf, wie sehr sie daran gewöhnt war, verschiedene Reize und Informationen gleichzeitig wahrzunehmen. So berichtete sie, dass sie beim Autofahren oder beim Spaziergang durch eine belebte Stadt stets »aus dem Augenwinkel« Personen wahrnehme oder Informationen aufnehme. Insbesondere bei Personen, die sie eigentlich gar nicht bewusst wahrgenommen hatte, sei ihr aufgefallen, dass sie rein intuitiv deren Bewegungsmuster erfasste, d. h. sie wusste, ob diese in ihre Richtung gehen würden und sie ausweichen müsse. Wenn sie ihre Medikamente einnehme, dann nehme sie die Personen gar nicht mehr wahr, d. h. sie sehe diese erst, wenn sie unmittelbar ihr Blickfeld kreuzten. Manches Mal sei es Lisa passiert, dass sie eine Person fast umgerannt hätte. Dies ist für sie ein völlig neues Lebensgefühl und sie müsse sich erst an die neue Situation gewöhnen.

Es darf also bei allen Interventionen davon ausgegangen werden, dass Betroffene mit ADHS in der Lage sind, Prioritäten und Ranglisten zu bilden. So unterstützen beispielsweise To-do-Listen die Planung von Arbeitsabläufen, wenn Betroffene mit ADHS mit den Prinzipien von Wichtigkeit und Dringlichkeit bei der Priorisierung vertraut gemacht werden. Darüber hinaus rückt die gezielte Förderung von Wachheit und Daueraufmerksamkeit in den Vordergrund, verbunden mit der Frage, wie ablenkende Impulse abgewehrt werden können.

Beim gemeinsamen Auftreten von ADHS und Sucht zeigen sich häufig schwerere Verläufe und schlechtere Prognosen im Vergleich zu Abhängigen ohne ADHS. Dies lässt sich unter anderem auf die toxischen Wirkungen der Drogen auf die Gehirnfunktionen erklären. Insbesondere bei einer Folge des chronischen Alkoholkonsums, dem sogenannten Wernicke-Korsakow-Syndrom, ergeben sich erhebliche Beeinträchtigungen in der Aufmerksamkeit, der Orientierung und dem Gedächtnis. Darüber hinaus können psychotrope Substanzen die Konzentration und Aufmerksamkeitsleistungen verbessern, woraus sich im Sinne einer fehlgeleiteten Selbstmedikation ein erhöhtes Risiko für die Entwicklung einer Sucht ergibt.

5.6.3 Emotionsregulationssystem

Für die Verschaltungen der Emotionen im Gehirn ist das sogenannte limbische System (LS) zuständig. Die Hauptaufgabe des LS besteht darin, Emotionen funktionell an innere und äußere Reize anzupassen und zielorientiert auszurichten. Als Schaltzentrale des LS gelten die Amygdala und der Hippocampus. Anatomisch bilden die Strukturen des LS einen doppelten Ring um die Basalganglien und den Thalamus mit Anteilen in der Großhirnrinde. Funktionell werden die Informationen über fronto-limbische Netzwerke kreisförmig von der Amygdala und dem Großhirn über den Hippocampus an den Thalamus und wieder ans Großhirn und die Amygdala geleitet. Dabei übernimmt der Thalamus wiederum eine Filterfunktion, diesmal für die Emotionen, die ins Bewusstsein gelangen. In den Großhirnregionen werden diese dann mit Inhalten aus dem Gedächtnis und den Sinnesreizen verbunden.

Der Hippocampus ist an der Überführung vom Kurz- ins Langzeitgedächtnis beteiligt. Neue Gedächtnisinhalte werden ausgehend vom Hippocampus in der Amygdala und im Thalamus emotional bewertet und schließlich im Großhirn gespeichert. Darüber hinaus ist der Hippocampus auch an der räumlichen Orientierung beteiligt. Menschen mit Schädigungen im Hippocampus können einen Weg finden, sind aber außerstande eine Wegbeschreibung zu geben. Chronischer Stress, Depressionen und schwere emotionale Traumatisierungen wurden mit Volumenminderungen im Hippocampus in Verbindung gebracht.

Die Amygdala ist für Angst-Flucht-Verhalten verantwortlich. Aktuelle Situationen werden mit bekannten Situationen verglichen und hinsichtlich potentieller Gefahren geprüft. Dabei erhält die Amygdala Informationen aus dem Hippocampus und dem Thalamus. Wird eine Situation als gefählich bewertet, so leitet die Amygdala die notwendigen vegetativen Reaktionen zum Schutz des Organismus ein, beispielsweise eine Erhöhung der Stresshormonausschüttung, die Stimulierung des Atems und der Herzfrequenz, die Aktivierung der mimischen Muskulatur zu einem ängstlichen Gesichtsausdruck und über die Ausschüttung von Botenstoffen die Erhöhung von Wachheit und Aufmerksamkeit.

Beim ADHS sind im Vergleich zu Menschen ohne ADHS die Netzwerkverbindungen innerhalb des Emotionsregulationssystems verändert, beispielsweise wurden in bildgebenden Verfahren bei Kindern mit ADHS Hyperaktivierungen der Amygdala und Unteraktivierungen des sogenannten orbito-frontalen Kortex, einem Bereich des Großhirns, gefunden (Ho et al. 2015). Diese Veränderungen wurden mit einer erhöhten Aggressivität, mit Störungen im Sozialverhalten, einer Neigung, Regeln zu brechen sowie mit einer verminderten Fähigkeit zur Verantwortungsübernahme in Verbindung gebracht.

Auch bei Erwachsenen mit ADHS führten verminderte Aktivierungen im LS und in verschiedenen Großhirnbereichen zu Störungen der Gefühle, wie z. B. Traurigkeit oder Neigung zum Pessimismus (Castellanos et al. 2012a) sowie im weiteren Sinne zu Störungen in der

Motivation, der Aufmerksamkeit, der motorischen Kontrolle und zur Behinderung von Lernprozessen (Cortese et al. 2012).

Derartige Veränderungen der Netzwerke im Bereich des Großhirns und des limbischen Systems sowie die Verbindungen mit Thalamus und Striatum, insbesondere dem Nucleus accumbens, werden auf der Grundlage von genetischen Veranlagungen mit zahlreichen Symptomen des ADHS und mit süchtigen Verhaltensweisen in Verbindung gebracht (Gehricke et al. 2015). Bedeutsam für die Entwicklung von Abhängigkeiten sollen vor allem die verstärkte Verarbeitung von negativen Emotionen und die erhöhte Reaktionsbereitschaft für Umgebungsreize sein. Insgesamt wurden auf der Grundlage dieser Veränderungen bei Erwachsenen Assoziationen mit erhöhter Enthemmung, Untreue, promiskuitivem Sexualverhalten, erhöhten physischen Aktivitäten, riskanten finanziellen Transaktionen und Neigung zum Substanzkonsum gefunden (Gehricke et al. 2015).

Robert hat mit 35 Jahren schon alles im Leben erreicht. Er zeigt wenig Angst und ist zu hohen Risiken bereit. Er arbeitet in einer eigenen Firma, fährt schnelle Autos, kauft sich alles, was er begehrt, und ist gern für andere Menschen da. In seinem Leben folgt er dem Impuls, arbeitet auch schon mal nächtelang durch. Nach der Trennung von seiner Frau reflektiert er seinen Lebensstil. Der Verlust wird bedeutsam, wobei er in der Ehe wenig Zeit für seine Frau und wenig Geduld für die eigenen Kinder aufgebracht hat. Er ist am Boden zerstört, meint, die anderen Menschen seien nur für ihn da gewesen, solange er ihnen etwas gegeben habe. Damit verbindet er vor allem finanzielle Zuwendungen in Form von Urlauben, Kleidung, Schmuck, etc. Er zieht sich nach der Trennung emotional zurück, arbeitet Tag und Nacht und nimmt unterstützende Angebote von Freunden aus seiner Umgebung gar nicht wahr. Stattdessen gibt er sich vermehrt seinen Impulsen hin, fährt die PS seiner Autos aus, hat nächtliche Essattacken und konsumiert vermehrt Alkohol und Drogen.

Die medikamentöse Behandlung vermindert seine innere Unruhe, die Stimmung bessert sich. Robert ist besser in der Lage, die

Situation aus einem Abstand heraus zu betrachten. Schon immer hatte er die Tendenz, vor allem negative Gefühle überzubewerten. Obwohl er die Phasen der Risikobereitschaft kennt, z. B. beim Autofahren oder Fallschirmspringen, übermannt ihn in den Phasen der, wie er sagt, tiefen Depression eine große Ängstlichkeit verbunden mit dem Gefühl, versagt zu haben und völlig wertlos zu sein. Das ADHS-Medikament, das er schon seit seiner Kindheit einnimmt, hilft ihm einerseits, solche tiefen Gefühlsphasen abzufangen, andererseits mache ihn die ADHS-Medikation »gewöhnlich«. Er werde dann so, wie alle anderen Menschen. Und gerade in den Phasen der tiefen Traurigkeit und des Pessimismus wolle er sich gern wie ein »Held« fühlen dürfen. Die Symptome des ADHS führen bei Robert auf der anderen Seite zur Beschleunigung der Gedanken. Er sei dann kreativ, werde von Ideen überflutet und sei leistungsfähig. Andererseits könne er die zahlreichen Gedanken nur unter Medikation »sortieren« und sich organisiert und angepasst verhalten. Somit erlebt Robert die Medikation als »Fluch und Segen zugleich«.

Die Störungen der Emotionsregulation im Sinne einer mangelnden Verarbeitung emotionaler Stimuli sowie die erhöhte Reaktionsbereitschaft auf die Umgebungsreize, welche neurobiologisch insbesondere auf beeinträchtigte Funktionen in der Amygdala, des Nucleus accumbens und des Großhirns zurückgeführt werden, verbinden ADHS mit süchtigen Verhaltensweisen. Negative Stimmungen, erhöhte Risikosuche, Enthemmung und Impulsivität erhöhen direkt das Risiko für den Konsum psychotroper Substanzen. Andererseits können, wie im Fall von Robert, psychotrope Substanzen über die Aktivierung der Botenstoffe die Vernetzungen in den beeinträchtigen Hirnregionen fördern und so zu Symptomlinderungen beitragen, beispielsweise durch das Empfinden von Belohnung nach dopaminerger Aktivierung des Nucleus accumbens nach Konsum der Substanzen.

5.6.4   Gedächtnis

Das Gedächtnis beinhaltet die Fähigkeit, Informationen aufzunehmen, zu speichern und unter bestimmten Bedingungen wieder abzurufen. Der Prozess der Informationsspeicherung wird als Lernen bezeichnet. Die gespeicherten Informationen bilden das Gedächtnis. Im Ultrakurzzeitgedächtnis wird eine Fülle von Informationen über die Sinnesorgane aufgenommen und im Kurzzeitgedächtnis bzw. dem Arbeitsgedächtnis zwischengespeichert. Das Kurzzeitgedächtnis speichert die neuen Gedächtnisinhalte in der Regel unter einer Minute lang und leitet diese an das Langzeitgedächtnis zur Verarbeitung und Speicherung weiter. An diesen Prozessen sind insbesondere Netzwerke des Großhirns, des Hippocampus, des Striatums und des Thalamus beteiligt.

Beim ADHS ist in der Regel die Informationsaufnahme nicht beeinträchtigt. Vielmehr scheint das Einspeichern neuer Gedächtnisinhalte aus dem Arbeitssgedächtnis gestört. So wird bei Kindern und Erwachsenen mit ADHS häufig von Schwierigkeiten berichtet, die Fülle der bewusst gewordenen Informationen zu verarbeiten (Klingberg et al. 2005, Söderqvist et al. 2010).

Die beim ADHS typische Vergesslichkeit kann in diesem Zusammenhang als Schutz vor Überflutung durch zu viele Inhalte verstanden werden. Das Arbeitsgedächtnis ist überfordert. Sicherheit geben gewohnheitsmäßige bzw. ritualisierte Abläufe, weil das Erinnern über bereits verarbeitete Gedächtnisspuren erfolgt und somit die Strukturen des Arbeitsgedächtnisses nicht mit neuen Inhalten und Eindrücken überfordert werden. Erwachsene mit ADHS berichten häufig von Tagesmüdigkeit, was in Teilen auf eine Erschöpfung durch die Füllle der bewusst zu verarbeitenden Eindrücke zurückzuführen ist. Auch typisch sind Rückzugstendenzen zur Reizabschirmung. Neurobiologisch werden die gestörten Gedächtnisfunktionen auf eine dopaminerge Unterfunktion im Hippocampus und Teilen des Striatums zurückgeführt.

Egon und Stefanie berichten über ihre Symptome der gestörten Reizregulation.

Stefanie hat große Mühe, von einem zu einem anderen Thema zu wechseln. Zwar ist sie einerseits leicht ablenkbar. Andererseits merkt sie, dass sie Mühe hat, von einer Ebene auf eine andere zu wechseln. Wenn sie beispielsweise mit einer Projektaufgabe beschäftigt ist, dann kann sie nur unter großer Mühe die Fragen zu abendlichen Aktivtäten beantworten. Es ist, als sei ihr Gehirn emotional an die Projektaufgabe gebunden und brauche erst eine gewisse Zeit, um sich auf ein anderes Thema umzustellen. Ganz extrem habe sie dies bemerkt, als sie um die Mittagszeit mit einem Kollegen joggen war, anschließen duschte und etwas zu Mittag aß. Das Laufen war mit sehr angenehmen Gefühlen verbunden. Sie hatte am Nachmittag dann große Mühe, sich wieder auf ihre Arbeit zu konzentrieren. Hier erschien es ihr, als sei das Gehirn an den Gefühlen beim Laufen »hängen geblieben«.

Egon beschreibt die Reizüberflutung in einem ganz anderen Bereich. Tagsüber kann er seine Aufgaben am Arbeitsplatz unter medikamentöser Behandlung gut erfüllen. Am Abend sei es dann häufig so, als sei sein Gehirn »voll mit Eindrücken«. Er brauche dann eine Zeit der Reizabschirmung, ziehe sich zurück und höre Musik oder mache nichts. Dies sei für seine Umgebung zuweilen sehr schwierig nachvollziehbar. Und so habe er sich schon manchen Ärger eingehandelt, wenn er Verabredungen mit Freunden oder seiner Partnerin kurzfristig abgesagt habe. Insgesamt trage dieses »Ruhebedürfnis« dazu bei, dass er in der Partnerschaft Wochenendbeziehungen bevorzuge, da er sich nur so ausreichend auf seine Partnerin und die Situationen einlassen könne. An den Abenden sei es ihm oft zu anstrengend, noch einmal »umzuschalten«.

6

Spezielle Suchtdynamik

Im klinischen Alltag rückt das gemeinsame Auftreten, die Komorbidität von ADHS und Sucht zunehmend in den Fokus der Aufmerksamkeit. Während das ADHS bereits während der Kindheit besteht, entwickelt sich die Sucht im Laufe der Adoleszenz bzw. des Erwachsenenalters je nach Substanz schleichend von einem regelmäßigen über einen problematischen bis hin zu einem abhängigen Konsum (Ohlmeier et al. 2010).

Insgesamt erfüllen in Europa etwa 3–7 % der erwachsenen Bevölkerung die Kriterien der Abhängigkeit von unterschiedlichen Substanzen. Hier stellt die Tabakabhängigkeit den größten Anteil der Bevölkerung dar (Kraus und Pabst 2010). Darauf folgt die Alkoholabhängigkeit mit ca. 3–5 % der erwachsenen Bevölkerung (Pabst et al. 2008).

Wie auch beim ADHS handelt es sich bei der Sucht um eine komplexe Störung. Sie entsteht aus dem Zusammenwirken von erbbedingten, psychologischen und sozialen Faktoren. Die süchtig machenden Substanzen bzw. Verhaltensweisen müssen verfügbar sein, werden regelmäßig konsumiert und zeigen zuverlässig und prompt eine erwünschte bzw. erwartete Wirkung. Die Lebensverläufe von Abhängigen sind ähnlich wie beim ADHS mit erhöhtem Leistungsversagen in Schule und Beruf, mit Suizidalität, mit weiteren psychischen Störungen und mit Delinquenz verbunden.

Die Erklärungsansätze für die Entwicklung der Komorbidität von ADHS und Sucht sind so mannigfaltig wie die einzelnen Störungsbilder. Zum einen werden gemeinsame erbliche Faktoren diskutiert. Andererseits sollen gemeinsame Symptome, wie z. B. eine erhöhte Impulsivität, eine gestörte Emotionsregulation oder die Störungen im Sozialkontakt sowohl die Persistenz des ADHS als auch das Auftreten einer Sucht begünstigen. In diesem Zusammenhang ist die Selbstmedikationshypothese für die Entwicklung einer Abhängigkeit ebenso unbestritten wie die Tatsache, dass sich die Symptome des ADHS und der Sucht bei komorbidem Bestehen gegenseitig ungünstig beeinflussen und die Prognose von beiden Störungsbildern verschlechtern. Schließlich wirken jedoch nicht nur die Symptome des ADHS begünstigend auf die Suchtentwicklung, sondern auch die Konsequenzen des ADHS als sehr frühe Störung im Entwicklungsverlauf, wie z. B. mangelnde Schul- oder Berufsabschlüsse (Molina et al. 2014). Zusammengefasst ergibt sich somit für die Komorbidität von ADHS und Sucht ein komplexer Zusammenhang sowohl hinsichtlich der Entwicklung als auch der Aufrechterhaltung und Prognose einer Abhängigkeit.

6.1 Gemeinsame genetische Varianten bei ADHS und Sucht

Bezüglich sowohl bei ADHS als auch bei Sucht auftretender Symptome, z. B. hohe Impulsivität, starke innere Unruhe oder mangelnde Aufmerksamkeit, wird eine gemeinsame genetische Grundlage diskutiert, die das Auftreten beider Störungsbilder gleichermaßen fördert.

Bislang wurden in wissenschaftlichen Studien weder Veränderungen an einzelnen noch an Kombinationen von mehreren genetischen Varianten gefunden, die das Risiko für ein komorbides Auftreten von ADHS und Sucht aufklären konnten. Einige genetische Veränderungen wurden nur bei spezifischen Substanzen gefunden. Und so scheint auch für die Komorbidität von ADHS und Sucht zu gelten, dass das Risiko für das gleichzeitige Auftreten beider Störungsbilder erhöht ist, wenn mehrere genetische Variationen auf ungünstige Umweltfaktoren treffen.

Vertiefung

Bei opioidabhängigen Personen mit ADHS wurden Hinweise auf genetische Veränderungen im sogenannten OPRM1-Risikogen gefunden (Carpentier et al. 2013). Über dieses Gen werden spezifische Opioidrezeptoren reguliert. Es existieren zwei Varianten. Statt der Base Adenin ist bei opioidabhängigen Erwachsenen mit ADHS die Base Guanin (G-Variante) überrepräsentiert. Träger der G-Variante reagieren empfindlicher auf körperlichen Schmerz, aber auch auf soziale Ausgrenzung. In bildgebenden Verfahren zeigten sich Veränderungen im vorderen Großhirnbereich und in der sogenannten Inselregion (Way et al. 2009). Die G-Variante soll nicht nur einen Risikofaktor für die Entwicklung einer Opioidabhängigkeit darstellen (Beer et al. 2013), sondern auch eine Rolle beim Rauchen spielen (Zhang et al. 2008). Hinsichtlich der

Alkoholabhängigkeit sollen Träger der G-Variante eher geschützt sein (Koller et al. 2012). Funktionell ergibt sich ein Erklärungsmodell für die Komorbidität von ADHS und Opioid- oder Tabakabhängigkeit bei den Genträgern der G-Variante durch die erhöhte Empfindlichkeit auf soziale Ausgrenzung, die beim ADHS häufiger auftritt als bei Gesunden.

In genomweiten Untersuchungen wurden im Zusammenhang mit der Komorbidität von ADHS und Tabakabhängigkeit genetische Varianten aufgespürt (Loukola et al. 2014), die insbesondere für die synaptische Plastizität in spezifischen Hirnregionen und für die Kognition bedeutsam sind (Alemany et al. 2015).

Bei der Komorbidität von ADHS und Alkoholabhängigkeit soll die Störung im Sozialverhalten (CD = conduct disorder), die sich bereits in der Kindheit ausbildet, eine wichtige triggernde Rolle spielen. Als Kandidatengene für die Verbindungen zwischen CD, ADHS und Alkoholabhängigkeit werden Genvarianten im Dopamintransportergen DAT1 (van der Zwaluw et al. 2009), im Bereich der Rezeptorregulation der Gamma-Aminobuttersäure (GABRA2) (Dick et al. 2006), Genvarianten im Bereich acetylcholinerger Rezeptoren (CHRM2) (Dick et al. 2008) und Genen, die die Zellmembrandurchlässigkeit regulieren (CDH13) (Franke et al. 2009; Treutlein et al. 2009) diskutiert. Die Untersuchungen deuten darauf hin, dass nicht nur die genetisch verankerten Veränderungen der Neurotransmission bei der Komorbidität von ADHS und Alkoholabhängigkeit eine Rolle spielen, sondern auch Genorte, die die anatomische Struktur, also die Neuroplastizität des Gehirns, beeinflussen.

6.2 Modell der fehlgeleiteten Selbstmedikation

Das Modell der fehlgeleiteten Selbstmedikation ist ein zentraler Erklärungsansatz für das gemeinsame Auftreten von ADHS und Sucht. Hier wird auf der Grundlage der Dopaminmangelhypothese erklärt, dass die dopaminerge Aktivierung des Belohnungssystems bei Konsum psychotroper Substanzen im Sinne einer fehlgeleiteten Selbstmedikation die Entwicklung zur Sucht fördert.

Die zentralen Strukturen des Belohnungssystems sind der Nucleus accumbens und die Netzwerkverbindungen zum limbischen System, insbesondere zum Hippocampus und zur Amygdala mit überwiegend dopaminergen Neurotransmissionen. Entwicklungsphysiologisch dient das Belohnungssystem der Erholung und Entspannung nach Phasen der Aktivität. Wird das Belohnungssystem durch natürliche Prozesse aktiviert, entstehen angenehme Gefühle wie Freude, Ruhe, Gelassenheit, die Aufmerksamkeit und Konzentration lassen nach und Müdigkeit kehrt ein.

Üblicherweise kommt es nach Konsum psychotroper Substanzen zu einer Aktivierung der Netzwerkstrukturen des Belohnungssystems über eine direkte und/oder indirekte Stimulation der Dopaminausschüttung insbesondere im Nucleus accumbens (Soyka und Küfner 2008). Darüber hinaus aktivieren die jeweiligen Substanzen weitere Netzwerke, was die spezifischen Wirkprofile der einzelnen psychotropen Substanzen erklärt.

Wenn es durch den Substanzkonsum zu einer Überaktivierung der dopaminergen Reizübertragung kommt, kann die erhöhte Stimulation zu Euphorie, Risikoverkennung und Unruhe oder psychotischen Realitätsverkennungen und Wahnvorstellungen führen. Gleichzeitig kann das Ungleichgewicht im Neurotransmitterhaushalt über die feedback-regulierten Systeme zur Demotivation und Dysphorie beitragen.

Nach der Dopamindefizit-Hypothese der Sucht zeigen Menschen mit einer mangelnden Dopaminwirkung ein erhöhtes Risiko für die Entwicklung einer Abhängigkeit, da sie anfälliger für die positiven

Wirkungen der psychotropen Substanzen sind (Nutt et al. 2015). Konditionierungsprozesse führen schließlich über die wiederholte Einnahme der psychotropen Substanzen zur Entwicklung der Sucht (Böning 1994). Grundsätzlich gelten diese Mechanismen auch für Verhaltenssüchte, z. B. dem pathologischen Spielen. Anders als bei den substanzgebundenen Süchten spielt dort zusätzlich die Illusion der Kontrolle und die Vorstellung des vermeintlichen Gewinns eine große Rolle für die Aktivierung der dopaminergen Netzwerke im Belohnungssystem (Murch et al. 2015).

Beim ADHS liegt durch die genetisch bedingte erhöhte Dopamintransporterdichte ein relatives Dopamindefizit in den Netzwerkstrukturen des Belohnungssystems vor. Bei Konsum von psychotropen Substanzen wird dieser physiologisch bestehende Dopaminmangel ausgeglichen mit der Folge einer Linderung eines Großteils der Symptome des ADHS. Meist beginnt der Konsum der psychotropen Substanzen als Probierkonsum bei Jugendlichen. Die Erfahrung, dass der Substanzkonsum beispielsweise die innere Unruhe und das Einschießen von störenden Gedanken und Sinneswahrnehmungen reduziert sowie die Konzentration und Emotionssteuerung verbessert, fördert schließlich im Sinne einer fehlgeleiteten Selbstmedikation den wiederholten Konsum. Das Gehirn der Betroffenen mit ADHS wird konditioniert, d. h. es entwickelt sich die Erwartung, dass der Substanzkonsum zuverlässig mit einer Symptomlinderung verbunden ist. Schließlich entsteht sekundär eine Sucht parallel zum ADHS.

Hat sich die Sucht erst einmal entwickelt, so besteht diese eigenständig, d. h. bei Behandlung der ADHS-spezifischen Symptome kommt es nicht automatisch zur Rückentwicklung der süchtigen Verhaltensweisen. Zwar beeinflussen sich die Symptome der Sucht und des ADHS wechselseitig, aber bei Besserung der einen Störung folgt nicht automatisch eine Verbesserung der anderen Störung. Diese Wechselbeziehungen machen die Behandlung der komorbiden Störung von ADHS und Sucht kompliziert.

Als sinnvollste Maßnahme zur Verhütung der Sucht hat sich bei ADHS eine konsequente Prävention ab dem Kindesalter bewährt. So konnte in längsschnittlichen Untersuchungen an Adoleszenten mit

ADHS gezeigt werden, dass eine medikamentöse Behandlung über Symptomreduktion das Risiko für die Suchtentwicklung senkt (Molina et al. 2014). Da es sich bei der medikamentösen Behandlung meist um Stimulanzien handelt, welche als psychotrope Substanzen ein eigenes Abhängigkeitspotenzial besitzen, wurde untersucht, wie sich dies im Entwicklungsverlauf auswirkt. Hier ergaben Langzeituntersuchungen, dass Betroffene mit ADHS in der Regel nicht von den eingenommenen Stimulanzien abhängig werden (Huss et al. 2008). Ein Erklärungsansatz für diese Ergebnisse ist, dass Kinder, Jugendliche und Erwachsene mit ADHS die Stimulanzien als Medikamente zur Symptomlinderung bewerten und nicht als Droge zur Leistungssteigerung.

Für den Verlauf und die Prognose von ADHS und Sucht sind neurobiologische Veränderungen im Zusammenhang mit dem stimulierenden Neurotransmitter Glutamat und dem inhibierenden Neurotransmitter Gamma-Aminobuttersäure (GABA) bedeutsam. Das Gleichgewicht zwischen diesen beiden Substanzen wird bei chronischer Einnahme einer psychotropen Substanz zugunsten der GABA verschoben. Da das Gehirn die Tendenz zum Ausgleich hat, stellt sich auf der Grundlage dieser vermehrten GABA-Ausschüttung ein neues Gleichgewicht zwischen GABA und Glutamat ein (Tritsch et al. 2012). Bei Entzug der Droge kommt es zu einer überschießenden Wirkung des stimulierenden glutamatergen Neurotransmitters. Im Rahmen des Entzugssyndroms entstehen Übererregbarkeit, Unruhe und der Drang zum Konsum der Droge, das sogenannte Craving. Häufig sind es diese Symptome, welche zum Abbruch einer Entzugsbehandlung oder zu einem Rückfall in den Konsum führen. Diese Symptome stehen den Hauptsymptomen des ADHS, der Impulsivität, der Ablenkbarkeit und dem mangelnden Bedürfnisaufschub sehr nahe. Somit wird verständlich, dass die wechselseitige negative Beeinflussung der Symptome von Sucht und ADHS zu schweren Verlaufsformen mit ungünstigen Prognosen beiträgt (Johann et al. 2003).

6.3 Risikofaktoren für die Komorbidität von ADHS und Sucht

Die Diskussionen darüber, dass die Symptome des ADHS oder die ADHS-bedingten Beeinträchtigungen im Entwicklungsverlauf die Suchtentwicklung fördern können, sind nach wie vor nicht abgeschlossen und bleiben kontrovers. Beim ADHS steht die Störung der Selbst- und Stressregulation im Vordergrund. Diese Beeinträchtigungen lassen sich in jedem Lebensalter nachweisen (Surman et al. 2013). Emotionale Störungen der Stressregulation sind mit einem erhöhten Risiko für das Auftreten einer Abhängigkeit verbunden. Entsprechend konnte gezeigt werden, dass Stressregulationsstörungen, wenn sie in frühen Phasen der Entwicklung auftreten, sowohl eine Entwicklung von ADHS als auch von Abhängigkeitserkrankungen fördern können (Biederman et al. 2014).

Auf der neuropsychologischen Seite sind für die Suchtentwicklung psychische Auffälligkeiten und Störungen bedeutsam. Dabei können sowohl die Hauptsymptome des AHDS als auch die Desorganisation oder die affektive Labilität das Risiko der Suchtentwicklung erhöhen. Aber auch Symptome, die im weiteren Sinne mit dem ADHS in Verbindung stehen, fördern das Risiko für die Entwicklung einer Abhängigkeit, beispielsweise Gefühle von Einsamkeit, Langeweile und mangelnde Motivation sowie eine erhöhte Risikobereitschaft bzw. Erlebnissuche, das sogenannte »novelty seeking«, oder die Flucht aus dem Alltag aufgrund von Leere oder dem Wunsch nach Betäubung.

In der Alkoholikertypologie von Cloninger und Mitarbeitern wurde bereits in den 80er Jahren des letzten Jahrhunderts ein Risikotyp beschrieben, der mit erhöhtem »novelty seeking« verbunden ist. Hierbei handelt es sich um Menschen, die eine erhöhte Risikobereitschaft in ihrem Leben zeigen, stets auf der Suche nach Herausforderungen sind und getrieben und impulsiv wirken. Sie konsumieren häufig große Mengen Alkohol bis zum Kontrollverlust und entwickeln im Vergleich zu anderen Alkoholabhängigen sehr früh, d. h. meist vor dem 25. Lebensjahr, das Vollbild der Abhängigkeit (Cloninger et al. 1988). Cloninger verband diesen Risikotyp mit Störungen in der dopaminergen Neurotransmission. Als Cloninger seinen Risikotyp formulierte, war in den gängigen diagnostischen Manualen das ADHS als Störungsbild noch nicht eingeführt. Eine prospektive Studie über die Zusammenhänge von ADHS und Alkoholabhängigkeit konnte zeigen, dass alkoholabhängige Erwachsene mit ADHS im Vergleich zu Betroffenen ohne ADHS häufiger die Merkmale des beschriebenen Risikotyps nach Cloninger erfüllten (Johann et al. 2005). Darüber hinaus wiesen Alkoholabhängige mit ADHS schlechtere Verläufe beider Störungsbilder auf und entwickelten häufiger weitere psychische Störungen oder eine Suizidalität.

Eine besonders wichtige Rolle für die Entwicklung von Abhängigkeiten spielt die bei ADHS im Entwicklungsverlauf häufig auftretende Störung im Sozialverhalten (CD = conduct disorder). Edwards und Mitarbeiter untersuchten 1.774 männliche Zwillinge mit der Frage, ob eine Störung im Sozialverhalten oder ein ADHS in der Adoleszenz allein oder in Kombination Risikofaktoren für die Entwicklung einer Alkoholabhängigkeit darstellen (Edwards et al. 2012). Sowohl die Subtypen (Friedrichs et al. 2012) als auch das Vollbild des ADHS zeigten sich als robuste Risikofaktoren für die Entwicklung einer Alkoholabhängigkeit. Dabei stieg das Risiko, an einer Alkoholabhängigkeit zu erkranken, wenn zusätzlich eine CD oder eine antisoziale Persönlichkeitsstörung vorlagen. Für diese Risikokonstellation von ADHS, Störung im Sozialverhalten bzw. antisozialer Persönlichkeitsstörung und Alkoholabhängigkeit werden gemeinsame genetische Varianten angenommen (Dick et al. 2006; Larsson et al. 2013).

Zahlreiche Studien deuten darauf hin, dass die Symptome des ADHS mit einem besonders frühen Beginn von süchtigen Verhaltensweisen in Verbindung stehen. Beispielsweise konnte in einer großen Kohorte von 3.309 Holländern im Alter von 18 bis 44 Jahren ein signifikanter Zusammenhang zwischen ADHS und einem frühen Beginn der Alkoholabhängigkeit aufgezeigt werden. Dabei trug die Störung im Sozialverhalten (CD) im Sinne eines moderierenden

87

Faktors dazu bei, dass sich bei den Betroffenen mit ADHS die Alkoholabhängigkeit besonders früh entwickelte (Tuithof et al. 2012). Weitere Risikofaktoren für die Entwicklung von Abhängigkeiten sind bei Jugendlichen sogenannte Broken-Home-Situationen gepaart mit dem Fehlen von Vorbildern sowie das Konsumverhalten des sozialen Umfeldes, insbesondere der Gleichaltrigen- oder Peer-Gruppe.

Bei ADHS findet sich häufig eine mangelnde Integration in die Peer-Gruppe. Dies kann ein Vorteil sein, da dann die sozialen Verführungsprozesse durch den fehlenden Einfluss ausbleiben. Allerdings kann der Wunsch nach Zugehörigkeit beim Heranwachsenden mit ADHS dazu beitragen, dass dieser die Verhaltensweise der Peer-Gruppe imitiert. Gruppen, in denen Substanzen konsumiert werden, zeigen häufig einen Zusammenhalt über den Substanzkonsum. Somit kann der Wunsch, dazuzugehören, bei Adoleszenten den Substanzkonsum fördern, wenn sie sich in entsprechenden Gleichaltrigengruppen aufhalten.

Schließlich ist auch der gesellschaftliche Rahmen nicht unwichtig hinsichtlich des Risikos für die Suchtentwicklung. Religiöse Zugehörigkeit bestimmt hier genauso den Umgang mit dem Konsum psychotroper Substanzen wie die Gesetzgebung, die Kosten, Legalität und Verfügbarkeit von psychotropen Substanzen reguliert. Auch nicht zu unterschätzen sind Einflüsse von Mode und Werbeindustrie. Zusammenhänge zwischen gesellschaftlichen Rahmenbedingungen und ADHS sind bislang nicht untersucht.

Zuletzt spielen bei der Suchtentwicklung Konditionierungs- und Lernprozesse eine wichtige Rolle. Wenn der Konsum als angenehm empfunden wird, führt dies zu einer positiven Verstärkung des entsprechenden Verhaltens, was nach einer bestimmten Zeit der Wiederholungen die Entwicklung zur Sucht fördert. Die Selbstmedikationshypothese zeigt, dass Menschen mit ADHS hier stärker gefährdet sind, sich wiederholt zu stimulieren. Die Impulsivität, die mangelnde Fähigkeit zum Bedürfnisaufschub und zur Löschung von Erwartungshaltungen sind darüber hinaus konsumfördernd. Zusätzlich neigen Betroffene mit ADHS dazu, Regeln zu brechen, und sind nur eingeschränkt in der Lage, ihre Stimmungen zu regulieren und sich situationsangepasst zu verhalten, was im Entwicklungsverlauf mit Störungen im Sozialverhalten in Verbindung gebracht wird. Salopp ausgedrückt, tun sie das, was ihnen Spaß macht, und das so häufig wie möglich.

Merke

Zentrales Erklärungsmodell für die Komorbidität von ADHS und Sucht ist die Selbstmedikationshypothese. Der Konsum von psychotropen Substanzen führt über die Aktivierung der Dopaminwirkung im Belohnungssystems zu einer kurzfristigen Verbesserung der ADHS-spezifischen Symptomatik. Die Sucht entsteht schließlich als Folge der fehlgeleiteten Selbstmedikation bei wiederholtem Konsum der psychotropen Substanzen.

Als begünstigende Faktoren tragen einerseits die Hauptsymptome des ADHS, andererseits Störungen im Sozialverhalten, der Stress- und Emotionsregulation sowie Beeinträchtigungen im Entwicklungsverlauf zu einer frühen Suchtentwicklung bei. ADHS spielt aber nicht nur für die Entwicklung der Sucht eine große Rolle. Die wechselseitige Beeinflussung der Symptome des ADHS und der Sucht wirken sich auch negativ auf den Verlauf und die Prognose für beide Störungsbilder aus.

Tom ist 24 Jahre alt und hat ADHS. Er berichtet, er sei seit der Kindheit in Behandlung, zunächst wegen Lernschwierigkeiten, später wegen der nicht enden wollenden inneren Unruhe und der leichten Ablenkbarkeit. In der Kindheit habe es eine kurze Phase der Behandlung mit Ritalin® gegeben. Er wisse eigentlich nicht, ob und wie dies gewirkt habe. In der kinder- und jugendpsychiatrischen Praxis sei er für einige Jahre regelmäßig zu ambulanten Gesprächen gegangen, aber irgendwann, als er älter wurde, sei er nicht mehr hingegangen. Einen Schulabschluss habe er nicht geschafft und auch die Lehre als Gärtner habe er abgebrochen. Da sei er irgendwann nicht mehr hingegangen. Mit dem Rauchen habe er schon im 10. Lebensjahr begonnen. Mittlerweile rauche er in Stresssituationen bis zu 40 Zigaretten am Tag. Geld habe er nicht wirklich. Zu Hause sei er rausgeworfen worden, nachdem er mehrfach im elterlichen Haus Party gemacht habe. Da habe er seine Freunde eingeladen oder zumindest diejenigen, von denen er dachte, es seien seine Freunde. Das Haus sei nach den Feiern jeweils völlig verwüstet gewesen. Tom habe es nicht geschafft, es wieder sauber zu bekommen. Als dann bei einer Party im Haus einiges kaputt gegangen sei und zusätzlich auch einige Wertgegenstände der Eltern abhanden kamen, haben die Eltern einen Schlussstrich gezogen und Tom zum Auszug gedrängt. Sie zahlen ihm seither ein Einzimmerappartement und das Essen. Für alle weiteren Dinge müsse Tom selbst aufkommen. Er arbeite auf Abruf als Gärtner und helfe bei Umzugsunternehmen. Bereits mit 12 habe er angefangen, regelmäßig Cannabis zu konsumieren. Jetzt komme auch schon mal Ecstasy hinzu. Alkohol trinke er, wann immer ihm das Geld reiche. Er sei eigentlich ein sehr körperbewusster Mensch, versuche Sport zu machen und sich gesund zu ernähren. Aber wenn er sich dies vornehme, schaffe er es meist nicht. Und am Ende des Tages habe er doch wieder irgendetwas gegessen, was er nicht wollte, und mehr auf dem Sofa gelegen, als sich zu bewegen. Auch von den Drogen könne er nicht lassen. Obwohl er wisse, dass diese ihm nicht guttun, investiere er den Großteil seines verdienten Geldes in Zigaretten und weitere Substanzen, für die sein Geld reiche. Er habe sich schon oft vorgenommen, zumindest mit dem Konsum von Alkohol und illegalen Substanzen aufzuhören, aber sobald er dies umsetzen soll, fehlen ihm die Energie und Motivation. Am Ende sei er dann immer ärgerlich auf sich, auf die Welt und auf das Leben, welches ihm nicht ermögliche, seine Absichten in die Tat umzusetzen.

7

Diagnosen und Differenzialdiagnosen

In den USA wurde das Störungsbild ADHS erstmals 1980 in das sogenannte »Diagnostic and Statistical Manual for Mental Disorders« (DSM, s. American Psychiatric Association), damals noch in der Version drei (DSM-III), als attention deficit disorder (ADD), also als reine Störung der Aufmerksamkeit, und ab 1987 als attention deficit hyperactivity disorder (ADHD) mit zusätzlicher Berücksichtigung der Hyperaktivität aufgenommen. Neben den Hauptsymptomen der Aufmerksamkeitsstörung, der Hyperaktivität und der Impulsivität sind beim ADHS häufig zusätzlich eine ausgeprägte affektive Labilität und eine Desorganisation nachweisbar. Nach dem von der Weltgesundheitsorganisation (WHO) herausgegebenen und in Europa gebräuchlichen Klassifikationssystem psychiatrischer Diagnosen (ICD, »International classification of deseases«) wird das

Hyperaktivitätssyndrom im F90-Bereich kodiert. Nach der ICD-10 darf ein ADHS nur dann diagnostiziert werden, wenn die sogenannten Cut-off-Werte oder Schwellenwerte sowohl für den Bereich Aufmerksamkeitsstörung als auch für den Bereich Hyperaktivität und Impulsivität erreicht sind. Im US-amerikanischen diagnostischen Manual DSM-IV und auch nach der neuen Klassifikation DSM-5 kann ein ADHS diagnostiziert werden, wenn nur einer der beiden Bereiche betroffen ist. Demzufolge spricht man im angloamerikanischen Raum von einem aufmerksamkeitsgestörten oder hyperaktivimpulsiven Subtyp, bzw. vom kombinierten Typ des ADHS. Nach ICD-10 ist nur die Kombinationsvariante als ADHS klassifiziert. Das unterschiedliche diagnostische Vorgehen hat lange Zeit dazu geführt, dass in Europa nach ICD-10 nur ca. halb so häufig ein ADHS diagnostiziert wurde wie nach dem amerikanischen DSM-IV.

Für die Diagnose nach ICD-10 wird gefordert, dass die Symptome bereits vor dem 7. Lebensjahr aufgetreten, schwerwiegend und in allen Lebensbereichen nachweisbar sind. Allerdings dürfen die Symptome nicht im Rahmen von sogenannten tiefgreifenden Entwicklungsstörungen auftreten oder durch andere psychische Störungen besser erklärbar sein.

Nach DSM-5, welches seit 2013 in Kraft getreten ist, reicht es, wenn die Symptome vor dem 12. Lebensjahr nachweisbar sind. Für Adoleszente und Erwachsene über 17 Jahren wurden die Cut-off-Werte von sechs auf fünf Kriterien herabgesetzt.

Insgesamt handelt es sich bei der Diagnosestellung eines ADHS sowohl im Kindes- als auch im Erwachsenenalter um eine klinische Diagnose, d. h. die klinische Einschätzung der Schwere und des Verlaufs der Symptomatik sind ausschlaggebend für die Diagnosestellung. Wenn möglich, werden nicht nur die Betroffenen befragt, sondern auch wichtige Bezugspersonen. Bei den Kindern sind das in der Regel die Eltern, bei Erwachsenen sind es z. B. die Eltern oder Partner. Erst in zweiter Linie oder als Bestätigung einer vorangegangenen klinischen Verdachtsdiagnose kommen Fragebögen, neuropsychologische Testverfahren, Laboruntersuchungen und apparative Verfahren, wie z. B. EEG, zur Anwendung.

7.1 ADHS-Diagnostik im Kindesalter

Bei Kindern erfolgt die Diagnosestellung auf den sechs Achsen des multiaxialen Klassifikationssystems der Kinder- und Jugendpsychiatrie. Hier werden erfasst

* klinisch psychiatrische Symptome
* umschriebene Entwicklungsstörungen
* Intelligenzniveau
* körperliche Symptome
* aktuelle assoziierte psychosoziale Umstände und Abweichungen
* Globalbeurteilung der psychosozialen Anpassung

In der Regel wird so vorgegangen, dass zunächst die Anamnesen (z. B. Familien- und Sozialanamnese) erhoben werden. Im Anschluss erfolgen die Beurteilungen der körperlichen, apparativen und Test-Untersuchung sowie der Verhaltensbeobachtungen während der Untersuchungen. Bei der körperlichen Untersuchung ist zu berücksichtigen, dass auch körperliche Erkrankungen zu Verhaltensweisen beitragen, die symptomatisch wie ein ADHS imponieren, beispielsweise Unruhezustände bei juckenden Ekzemen, Atemwegserkrankungen oder Allergien. Auch neurologische und sensomotorische Störungen können als Symptome eines ADHS fehlgedeutet werden. Deshalb muss stets der Entwicklungsverlauf bei der klinischen Beurteilung herangezogen werden. Neben der Intelligenztestung gehören auch testpsychologische Untersuchungen und ADHS-spezifische Fragebögen zu einer sorgfältigen Untersuchung, z. B.

* die Diagnosecheckliste für hyperkinetische Störungen (DCL-HKS);
* der Fremdbeurteilungs- und Selbstbeurteilungsbogen für hyperkinetische Störungen (FBB-HKS; SBB-HKS).

Neuropsychologisch werden die sogenannten Exekutivfunktionen überprüft. Mithilfe der neuropsychologischen Testergebnisse werden

93

Anpassungsleistungen im Altersvergleich beurteilt. Darüber hinaus können Veränderungen durch Retestvergleiche erfasst werden und Trainings in spezifischen Bereichen erfolgen, die neuropsychologisch am auffälligsten erschienen. Bei der klinischen Diagnostik des ADHS dienen die neuropsychologischen Testverfahren als flankierende Befunde für die Erhärtung der klinischen Einschätzung. Schließlich wird das Bild abgerundet durch Zusatzuntersuchungen. So dienen beispielsweise Blutuntersuchungen der Schilddrüsenwerte dazu, die Verhaltensauffälligkeit gegen eine Schilddrüsenüberfunktion abzugrenzen. Beim EEG können vor allem Anfallsleiden ausgeschlossen werden, bzw. die EEG-Untersuchungen können zur Verlaufsbeurteilung dienen. Darüber hinaus kann es auch notwendig sein, über bildgebende Verfahren Hirnveränderungen auszuschließen, wenn sich klinisch der Verdacht auf einen Tumor ergeben sollte. Die regelmäßige Einnahme von Medikamenten muss unbedingt berücksichtigt werden, da z. B. Sympathomimetika, Kortikosteroide, die bei asthmatischen Erkrankungen eingenommen werden, oder Schilddrüsenhormone die Verhaltensauffälligkeiten eines ADHS simulieren können.

Differenzialdiagnostisch sollten vor allem folgende Auffälligkeiten geprüft werden:

- Hoch- oder Minderbegabung,
- umschriebene Teilleistungsstörungen, wie z. B. Lese- oder Rechenschwächen,
- Seh- oder Hörstörungen,
- Tic-Störungen oder Tourette-Syndrom,
- Autismusspektrumstörungen und Anfallsleiden.

Die Diagnostik und Behandlung sollte sich stets an den gültigen Leitlinien orientieren, welche für das ADHS im Kindesalter beispielsweise von der Deutschen Gesellschaft für Kinder- und Jugendpsychiatrie und -psychotherapie überarbeitet und durch die Arbeitsgemeinschaft der Wissenschaftlichen Medizinischen Fachgesellschaften (AWMF) im Internet zur Verfügung gestellt werden.

7.2   ADHS-Diagnostik im Erwachsenenalter

Auch im Erwachsenenalter wird die Diagnose primär anhand der klinischen Symptome gestellt. Dies erfordert ein umsichtiges Vorgehen und Erfahrungswissen in der Diagnostik und Betreuung von Erwachsenen mit ADHS, da weder einzelne Untersuchungen noch die Kombination aus bildgebenden und psychometrischen Verfahren geeignet sind, die Diagnose im Erwachsenenalter mit hinreichender Genauigkeit zu stellen (Harrison et al. 2016).

In der Regel erfolgen eine psychiatrische Untersuchung mit Anamneseerhebung, Ermittlung der Symptome im Entwicklungsverlauf und Erfassung von zusätzlichen relevanten psychischen oder körperlichen Störungen sowie der Ausschluss von Differenzialdiagnosen. Bereits 2003 wurden die ersten Leitlinien zur Erfassung des ADHS im Erwachsenenalter formuliert. Diese Leitlinien wurden 2010 vom Europäischen Netzwerk für ADHS im Erwachsenenalter bestätigt und erweitert (Kooij et al. 2010).

Für die Diagnosestellung eines ADHS im Erwachsenenalter müssen zwingend entsprechende Symptome seit der Kindheit nachweisbar sein. Ist eine ADHS-Diagnose in der Kindheit nicht gestellt worden, so muss dies rückwirkend im Erwachsenenalter geschehen. Deshalb ist es notwendig, den Symptomverlauf bzw. die Entwicklung der Beschwerden in den unterschiedlichen Alltags- und Lebensbereichen ebenso zu erfassen wie das Lern- und Leistungsverhalten in Schule und Beruf oder die partnerschaftlichen, freundschaftlichen und familiären Kontexte. Die klinische Diagnose des ADHS (▶ Kap. 4.2 Wener-Utah-Kriterien) kann zur Erfassung weiterer psychiatrischer Störungen mit einem strukturierten diagnostischen Interview abgerundet werden. Zur Vertiefung und Abschätzung von Schweregrad und Bedeutung weiterer psychischer Störungen können spezifische Fragebögen herangezogen werden, z. B.

- das Beck-Depressions-Inventar (BDI) für die Depression;
- das State-Trait-Angstinventar (STAI) für die Angststörungen;

95

* das Childhood Trauma Questionnaire (CTQ) und das Early Trauma Inventory (ETI) für die Traumafolgestörungen;
* das Borderline-Persönlichkeits-Inventar (BPI) für emotional instabile Persönlichkeitsstörungen vom Borderline-Typ.

Wie im Kindes- und Jugendlichenalter muss auch bei Erwachsenen ausgeschlossen werden, dass die aktuelle Symptomatik durch eine internistische oder neurologische Grunderkrankung erklärt werden kann. Dies sind bei den Erwachsenen vor allem Schilddrüsenerkrankungen, Anfallsleiden, Schädel-Hirn-Traumata, aber auch Schlafapnoe-Syndrom, Narkolepsie oder Restless-legs-Syndrom. Zusätzlich dürfen die Krankheitssymptome nicht auf die Einnahme von Medikamenten, wie z. B. Schilddrüsenhormone, Antiasthmamittel, Steroide oder Psychopharmaka mit anregender Wirkung, zurückgeführt werden. Blutwertbestimmungen sowie apparative Untersuchungen mittels EEG und/oder Kernspinuntersuchung des Gehirns runden schließlich auch hier die diagnostische Einschätzung ab.

Als psychometrische Verfahren zum Screening und zur retrospektiven Erfassung der ADHS-Symptomatik in der Kindheit dienen bei den Erwachsenen

* die Wender-Utah-Rating-Skala für die Beurteilung des ADHS in der Kindheit (WURS) (Ward et al. 1993);
* die Adult ADHD Self Report Scale (ASRS) als Screening Test der WHO;
* der Fragebogen zur Erfassung des ADHS im Erwachsenenalter in Form einer Selbst- oder Fremdbeurteilung der Kindheit (FEA-FFB = Frühere Fremdbeurteilung; FEA-FSB = Frühere Selbstbeurteilung).

Zur Erfassung der aktuellen Symptomatik im Erwachsenenalter und zur Verlaufsbeurteilung werden folgende Fragebögen herangezogen:

* die Symptomchecklisten (ADHS-SB, ADHS-DC);
* Conners-Skalen (Conners Adult ADHD Rating Scale; CAARS) (Conners et al. 1999);

- das Wender-Reimherr-Interview;
- der Fragebogen zur Erfassung des adulten ADHS in Form einer aktuellen Selbst- oder Fremdbeurteilung (FEA-AFB = Aktuelle Fremdbeurteilung; FEA-ASB = Aktuelle Selbstbeurteilung).

Schließlich werden in den Leitlinien auch die Beurteilung des IQ sowie spezifische neuropsychologische Testuntersuchungen zur Beurteilung der Exekutivfunktionen vorgeschlagen, z. B. die Testbatterie zur Aufmerksamkeitsprüfung (TAP), der Wisconsin Card Sorting Test oder der Continuous Performance Test.

Differenzialdiagnostisch kann bei entsprechender Symptomatik eine Abgrenzung zwischen ADHS und autistischen Störungsbildern schwierig sein. Seit Einführung des DSM-5 ist es möglich, beide Störungsbilder zugleich zu diagnostizieren. Zahlreiche Studien beschäftigen sich damit, zuverlässige Messmethoden für die Unterscheidung dieser beiden Störungsbilder zu entwickeln. Hier erscheinen Unterschiede im Schlafverhalten ebenso aussichtsreich (Singh et al. 2015) wie bildgebende Verfahren, da beispielsweise nur beim ADHS Unteraktivierungen in definierten Hirnbereichen gefunden wurden (Christakou et al. 2013; Chantiluke et al. 2014b).

7.3 Diagnostik der Sucht

Auch für die Sucht erfolgt die Diagnose nach klinischer Einschätzung. In der Regel führt ein regelmäßiger Konsum über den schädlichen Gebrauch zur Abhängigkeit. Dabei können wie beim problematischen Alkoholkonsum Jahre vergehen, bis sich die Abhängigkeit in ihrem Vollbild entwickelt hat. Besteht eine Komorbidität von ADHS und Sucht, so werden die Einzelstörungen jeweils unabhängig voneinander diagnostiziert.

Eine Abhängigkeit liegt vor, wenn mindestens drei der sechs diagnostischen Kriterien nach ICD-10 innerhalb eines Jahres gleichzeitig nachweisbar sind:

- Ein starker Wunsch oder ein Art Zwang, die Substanz zu konsumieren (Craving);
- eine verminderte Kontrollfähigkeit bezüglich des Beginns, der Beendigung und/oder der Menge des Konsums (Kontrollverlust);
- das Auftreten eines körperlichen Entzugssyndroms bei Beendigung oder Reduktion des Konsums;
- der Nachweis einer Toleranzentwicklung, d. h., um die ursprüngliche Wirkung der psychotropen Substanz zu erzielen, sind zunehmend höhere Dosen erforderlich;
- eine fortschreitende Vernachlässigung von Vergnügen oder Interessen zugunsten des Substanzkonsums bzw. ein erhöhter Zeitaufwand, um die Substanz zu beschaffen, zu konsumieren oder sich von den Folgen des Konsums zu erholen;
- ein fortgesetzter Substanzkonsum trotz des Nachweises eindeutiger schädlicher psychischer, körperlicher oder sozialer Folgen. Dies beeinhaltet Leberschädigungen durch exzessives Trinken, depressive Verstimmungen oder kognitive Funktionseinbußen sowie soziale Beeinträchtigungen z. B. durch Verlust des Arbeitsplatzes oder Trennung der Paarbeziehung. Es sollte dabei geprüft werden, dass der Konsument sich tatsächlich über Art und Ausmaß der schädlichen Folgen im Klaren war oder dass zumindest davon auszugehen ist.

Nach dem in den USA seit 2013 gebräuchlichen DSM-5 gelten 11 Kriterien als Grundlage für die Beurteilung einer Substanzgebrauchsstörung. Hierfür wurden die sieben Kriterien aus dem DSM-IV für die Diagnose der Abhängigkeit übernommen und zusätzlich noch das Kriterium des »Cravings« aufgenommen, welches bis zu diesem Zeitpunkt nur nach dem ICD-10 ein diagnostisches Kriterium für die Abhängigkeit war. Darüber hinaus wurden drei der vier Kriterien für den nach DSM-IV diagnostizierten Missbrauch hinzugefügt. Nach dem DSM-5 soll nun die Sucht im Vergleich zum DSM-IV dimensional beurteilt werden. Wenn mindestens zwei der 11 Merkmale nach DSM-5 innerhalb eines 12-Monats-Zeitraums erfüllt sind, kann die Diagnose der Sucht gestellt werden. Bei Zutreffen von zwei bis drei Kriterien spricht man von einer »moderaten« Sucht, bei Vorliegen von mindestens vier Merkmalen nach DSM-5 von einer »schweren« Sucht:

- Craving;
- Kontrollverlust;
- das Auftreten eines körperlichen Entzugssyndroms bei Beendigung oder Reduktion des Konsums;
- der Nachweis einer Toleranzentwicklung;
- eine fortschreitende Vernachlässigung von Vergnügen oder Interessen zugunsten des Substanzkonsums;
- ein fortgesetzter Substanzkonsum trotz Nachweis eindeutiger schädlicher psychischer, körperlicher oder sozialer Folgen;
- ein erhöhter Zeitaufwand, um die Substanz zu beschaffen, zu konsumieren oder sich von den Folgen des Konsums zu erholen;
- ein anhaltender Wunsch oder erfolglose Versuche, den Substanzgebrauch zu verringern oder zu kontrollieren;
- ein wiederholter Substanzgebrauch, der zum Versagen bei wichtigen Verpflichtungen in der Schule, bei der Arbeit oder zu Hause führt;
- ein wiederholter Substanzgebrauch in Situationen, in denen es aufgrund des Konsums zu einer körperlichen Gefährdung kommen kann;
- ein fortgesetzter Substanzgebrauch trotz ständiger oder wiederholter sozialer oder zwischenmenschlicher Probleme.

Somit hat sich beim Übergang vom DSM-IV zum DSM-5 die Definition der Sucht geändert. Die Bedeutung dieser Modifikation wurde in einer vergleichenden Studie an über 10.000 Australiern untersucht. In dieser Bevölkerungsstudie erfüllten nach DSM-IV ca. 6 % der Teilnehmenden die Kriterien für Missbrauch und Abhängigkeit von Alkohol. Wurden die Probanden nach DSM-5 beurteilt, so zeigten 9,7 % zwei Kriterien, 5,2 % drei Kriterien und 3,0 % mindestens vier Kriterien der Alkoholgebrauchstörung (Mewton et al. 2011). Demzufolge erfüllten nach der Definition im DSM-5 fast 15 % der untersuchten Personen die Kriterien einer moderaten Sucht und 3 %

die Kriterien einer schweren Sucht. Zusammenfassend ergab sich demnach verglichen mit dem DSM-IV nach dem neuen diagnostischen Manual DSM-5 eine bis zu doppelt so hohe Anzahl süchtiger Menschen.

In Europa wird ab dem Jahr 2017 mit der grundlegenden 11. Revision der ICD gerechnet. Es ist noch offen, ob die ICD-11 die neue Definition der Sucht nach DSM-5 übernehmen wird.

Zusammenfassung

Die Diagnosen von ADHS und Sucht beruhen primär auf klinisch-psychiatrischen Einschätzungen. Dabei werden die aktuellen Symptome ebenso berücksichtigt wie die Beeinträchtigungen im Entwicklungsverlauf. Bei der Diagnosestellung kann man sich an den aktuellen Leitlinien orientieren. Für die Komorbidität von ADHS und Sucht gilt, dass beide Störungen unabhängig voneinander beurteilt werden. Für beide Störungsbilder existieren standardisierte Checklisten in den gültigen diagnostischen Manualen. Darüber hinaus können psychometrische Verfahren, z. B. Fragebögen, Interviews oder neuropsychologische Testverfahren, angewendet werden. Ferner dienen apparative diagnostische Verfahren, wie z. B. Kernspintomografie oder die Messung der Hirnströme im EEG, der Vertiefung sowie der Abgrenzung zu weiteren psychischen Störungen, die differenzialdiagnostisch oder zusätzlich in Frage kommen können.

8

Interventionsplanung und
interdisziplinäre Therapieansätze

Die Behandlungen des ADHS und der Komorbidität von ADHS und Sucht erfolgen sowohl im Kindes- als auch im Erwachsenenalter nach den gültigen Leitlinien, welche fortlaufend überarbeitet und angepasst werden (Isensee et al. 2015; Ebert et al. 2003; NICE guidelines 2008). Im Kindesalter werden frühzeitige Behandlungen des ADHS unter Einbezug der Eltern empfohlen. Im Erwachsenenalter dient das Ausmaß der Gesamtbeeinträchtigungen in den verschiedenen Lebensbereichen als Maßstab für die Behandlungsplanung. Zusätzliche psychische Störungen sind frühzeitig in die Behandlungsplanung zu integrieren, da sie häufig bereits vor der Sucht auftreten, wie beispielsweise bipolare Störungen oder die Borderline-Persönlichkeits-organisation (Asherson et al. 2014a).

Hinsichtlich der Komorbidität von ADHS und Sucht besteht die beste Intervention in der Prävention der Sucht durch konsequente Behandlung der ADHS-spezifischen Symptome und Folgen bereits ab dem Kindesalter.

Obwohl die medikamentöse Behandlung beim ADHS eine große Rolle spielt, konnte in zahlreichen Studien gezeigt werden, dass insbesondere mit verhaltenstherapeutischen Ansätzen den Medikamentengaben vergleichbare Effekte erzielbar waren (Sibley et al. 2014). Dementsprechend werden für die Interventionsplanung multimodale Behandlungsansätze empfohlen. Hierbei werden pharmakologische, psychotherapeutische und psychosoziale Therapieansätze kombiniert. Dies beinhaltet neben der Medikation Einzel- und Gruppentherapien, Psychoedukationen von Betroffenen und Angehörigen sowie begleitende Therapien, wie z. B. achtsamkeitsbasierte Verfahren, Kunst-, Bewegungs- und Ernährungstherapien.

Bei der Interventionsplanung stehen stets die individuellen Ziele, die Beeinträchtigungen der Alltagsfunktionen und eine Psychoedukation der Betroffenen und ihrer nahestehenden Personen im Vordergrund. Sowohl bei Erwachsenen, deren ADHS erst im Erwachsenenalter diagnostiziert wird, als auch bei Erwachsenen, die bereits als Kinder mit der Diagnose ADHS behandelt wurden, kommt es häufig zu einer Entlastung, wenn die ADHS-spezifischen Verhaltensweisen nicht auf schlechte Eigenschaften zurückgeführt, sondern als Symptome einer Erkrankung verstanden werden können. Dabei verbleibt die Verantwortung für Veränderungen stets bei den Betroffenen, auch unter Berücksichtigung einer hohen erbbedingten Komponente. Ziele der individuellen Interventionen bei ADHS sind, Krankheitsleiden zu vermindern, Folge- und Begleitstörungen zu reduzieren und eine soziale Integration zu ermöglichen bzw. aufrechtzuerhalten.

Vertiefung

Zunehmend stellt sich die Frage, wie Therapieeffekte dargestellt werden können. Neben den subjektiven Beschreibungen der Betroffen und ihres Umfeldes stehen Fragebögen und neuropsychologische Testverfahren zur Verfügung. Darüber hinaus erscheinen auch Labortestungen und bildgebende Verfahren geeignet, mindestens bei Subgruppen von Betroffenen mit ADHS für die Verlaufsbeobachtung herangezogen zu werden.

Bei einigen Betroffenen mit ADHS und Übergewicht wurden Hinweise auf einen Eisenmangel gefunden, welcher als Anzeichen chronischer Entzündungsprozesse interpretiert wurde (Cortese et al. 2012b, 2014). Unter medikamentöser Behandlung des ADHS war die Verbesserung der ADHS-spezifischen Symptomatik ohne Zufuhr von eisenhaltigen Präparaten mit einer Normalisierung der Eisenwerte assoziiert. Derartige Befunde deuten darauf hin, dass bei ADHS die Normalisierung veränderter Eisenwerte als Marker für eine effiziente medikamentöse Behandlung herangezogen werden könnte.

Die Zusammenhänge zwischen ADHS und Übergewicht werden auf gestörte Vernetzungen im Stirnhirn und Striatum zurückgeführt (Cortese et al. 2014). Betroffene mit ADHS geben an, dass sie außerstande sind, das durch Nahrungsreize ausgelöste Verlangen zu essen zu steuern, was zu impulshaften Essattacken, dem sogenannten »binge eating«, führt. In bildgebenden Verfahren werden diese Impulsdurchbrüche als Aktivierung des Belohnungssystems sichtbar. Verhaltenstherapeutische Interventionen können die Steuerung dieser Impulse verbessern, was zu Anpassungen in der Neuroplastizität der gestörten Hirnregionen führt und und in Echtzeit beispielsweise mittels funktioneller Kernspintomografie dargestellt werden kann. Diese Verfahren werden unter dem Begriff Neurofeedback zusammengefasst. Hier werden die Veränderungen der Signale in den bildgebenden Verfahren auf eine vorher durchgeführte Maßnahme, z. B. eine therapeutische Intervention, sichtbar gemacht. In der Regel sind die therapeutisch verursachten Veränderungen in den Hirnbereichen nicht bewusst und demzufolge nicht steuerbar. Durch die Neurofeedbackmethoden soll eine verbesserte Steuerungsfähigkeit trainiert und im Langzeitverlauf eine Verbesserung der Gesamtsymptomatik bei ADHS erreicht werden. Neben den Darstellungen in der funktionellen Echtzeit-Kernspintomografie eignen sich auch EEG-Ableitungen für das Neurofeedbacktraining. Derartige Kombinationen aus Diagnostik, Verlaufsbeobachtung und nicht-invasiver Therapie befinden sich noch in der Erprobung und sind kostenaufwändig (Val-Laillet et al. 2015).

8.1 Medikamentöse Behandlung des ADHS

Bei ADHS im Kindes- und im Erwachsenenalter spielt die Gabe von Medikamenten eine große Rolle. Obwohl durchaus kontrovers beurteilt (Sibley et al. 2014), gelten Stimulanzien in der Behandlung des ADHS als Mittel der ersten Wahl, da zahlreiche Studien eine hohe Wirksamkeit belegen (De Sousa et al. 2012; Weisler et al. 2009). Darüber hinaus sind weitere Medikamente geprüft worden, die auf die Regelkreisläufe Einfluss nehmen, die bei ADHS beeinträchtigt sind, z. B. Antidepressiva, Atomoxetin, Modafinil, atypische Antipsychotika oder Medikamente zur Stimmungsstabilisierung (Dopheide et al. 2009). In wissenschaftlichen Untersuchungen führten zahlreiche dieser Medikamente zu einer Besserung der ADHS-spezifischen Symptome. Nichtsdestotrotz sind außer den Stimulanzien und dem Atomoxetin die meisten anderen untersuchten Medikamente für die Behandlung des ADHS nicht zugelassen. Werden die Medikamente dennoch verschrieben, befindet man sich im sogenannten »off-label«-Gebrauch, was bedeutet, dass der verschreibende Arzt das Haftungsrisiko übernimmt und die Krankenkassen zur Kostenerstattung nicht verpflichtet sind.

Die Zusammenfassung von zahlreichen wissenschaftlichen Studien zu einer Metaanalyse zeigte, dass durch Pharmakotherapie bei Erwachsenen Verbesserungen der ADHS-Symptomatik in bis zu 75 % der Fälle erreicht werden konnten (Faraone et al. 2004). Darüber hinaus ergab eine systematische Übersichtsarbeit, dass bei ADHS die Langzeitbehandlung mit Stimulanzien oder Atomoxetin vom Kindes- bis hinein in das Erwachsenenalter zu anhaltenden positiven Effekten im Erwachsenenalter auch nach Beendigung der Medikamentengabe führte (Volkow et al. 2012).

Ferner haben sich bei der Behandlung des ADHS spezielle Diäten und eine Zufuhr von Vitaminen, Spurenelementen oder Nahrungsergänzungsmitteln bewährt. So ergab beispielsweise eine Metaanalyse, dass bei Kindern die Zufuhr von Omega-3 Fettsäuren zur Verbesserung der ADHS-spezifischen Symptome beitrug (Heilskov Rytter et al. 2015). Auch bei Erwachsenen konnte eine Zufuhr von Vitaminen und Spurenelementen die ADHS-Symptomatik verbessern. Dabei scheinen sich Serum-Eisenwerte als Marker für die Beurteilung des Verlaufs insbesondere dann zu eignen, wenn sie vor der Behandlung pathologisch verändert waren (Rucklidge et al. 2014).

Insgesamt sind bei der Behandlungsplanung des ADHS alle Symptome zu berücksichtigen, die bei den Betroffenen Leiden verursachen und zu Beeinträchtigungen im Alltag führen (Paslakis et al. 2013). Da die Gesamtheit aller Symptome auf Störungen in mehreren Netzwerksystemen des Gehirns zurückzuführen ist, reicht häufig bei Erwachsenen eine Monotherapie zur Regulierung der Auffälligkeiten nicht aus.

Die 24-jährige Manuela war schon bei vielen Ärzten und Therapeuten. Die letzte Therapeutin habe die Behandlung abgebrochen, weil es Manuela nicht gelungen war, pünktlich zur Therapie zu erscheinen. Schließlich kommt sie in die ADHS-Sprechstunde. Am Morgen des Tages, wenn ein Termin vereinbart ist, erfolgt eine kurze E-Mail- oder SMS-Anfrage an Manuela, ob sie den Termin wahrnehmen könne. Sie antwortet stets prompt und erscheint zuverlässig. Zwar gelingt es ihr nach wie vor nicht, pünktlich zu sein, aber sie meldet sich zuverlässig, wenn sie sich verspätet. Hinsichtlich der Symptomatik zeigt sich ein gemischter Typ des ADHS mit ausgeprägter innerer Unruhe und Vergesslichkeit, Aufmerksamkeitsdefiziten, Stimmungsschwankungen und erheblicher Angstsymptomatik. Als Manuela ihren letzten Job verloren hat, zog sie sich zurück und entwickelte zunehmend Ängste vor Menschen und Situationen. Sie hatte Angst davor, das Haus zu verlassen, und traf aus Scham ihre Freundinnen nicht mehr. Als sie in die ADHS-Sprechstunde kam, hatte sie keine Ideen für ihre Zukunft, alles war ihr zu viel. Auch in der Arbeitslosigkeit war sie bemüht, ihrem Tag eine Struktur zu geben, aber sie fragte sich immer häufiger, wozu dies gut sein solle. Manuela litt erheblich unter ihrer Symptomatik. Sie vergisst die naheliegendsten Dinge, den Schlüssel, wenn sie das Haus verlässt, vergisst den Ofen auszustellen, kommt nicht rechtzeitig an der Bushaltestelle an und muss oft nachfragen, wenn jemand mit ihr spricht, weil sie in Gedanken abgeschweift ist. Mit ihren 24 Jahren traut sie sich nichts mehr zu und hat keine Perspektive auf eine glückliche Zukunft. Sie leidet unter den Stimmungsschwankungen, die sie fast im Stundentakt ereilen.

In der ADHS-Sprechstunde wird ein gestuftes Vorgehen besprochen. Die vordringlichste Symptomatik scheint die depressive Komponente zu sein mit dem Mangel an Perspektive und Tagesstruktur. Zunächst erfolgt eine Einstellung auf das Antidepressivum Venlafaxin bis zu einer Dosis von 225 mg. Hierunter kommt es zu einer Stimmungsaufhellung und einer geringen Stabilisierung der Stimmungsschwankungen. Allerdings leidet Manuela auch unter den Nebenwirkungen, wie z. B. ausgeprägte Mundtrockenheit, weshalb die Dosis auf 150 mg reduziert werden muss. Zugleich wird Methylphenidat in einer Langzeitform unter dem Handelsnamen Focalin® XR in einer Dosis von 20 mg eingesetzt. Hierunter kommt es zu einer wesentlichen Besserung der inneren Unruhe. Allerdings merkt Manuela etwa sechs Stunden nach der Einnahme einen Abfall der Wirkung mit erheblichen Stimmungseinbrüchen am frühen Abend. Selbst nach Dosissteigerung des Methylphenidats lassen diese Phänomene nicht nach. Deshalb erfolgt schließlich eine Umstellung auf Lisdexamfetamin in einer Dosis von 30 mg. Hierunter stabilisieren sich sowohl die innere Unruhe als auch die Stimmungsschwankungen. Manuela kann eine Tagesstruktur einhalten. Sie traut sich zunehmend wieder unter Menschen, hat Freude am Leben und Austausch mit anderen. Quälend sind nach wie vor die Störungen der Aufmerksamkeit mit ausgeprägter Vergesslichkeit und hoher Ablenkbarkeit. Deshalb erfolgt eine vorsichtige Aufdosierung von Atomoxetin von zunächst zwei Mal 20 mg pro Tag über zwei Mal 30 mg pro Tag bis zu zwei Mal 40 mg pro Tag. Hierunter stabilisierte sich das gesamte Zustandsbild. Manuela geht wieder unter Menschen. Sie hat einen Plan für eine berufliche Wiedereingliederung gemacht und traut sich zu, den Anforderungen gerecht zu werden. Schwankungen in ihrer Stimmung kann sie mithilfe der psychotherapeutisch erarbeiteten Coping-Strategien abfangen und lernt diese als Teil ihrer Persönlichkeit zu verstehen und zu akzeptieren. Dieses mehrstufige Vorgehen inklusive intensiver psychotherapeutischer Interventionen umfasste etwa sechs Monate. Seither zeigt sich Manuela stabil, kann ihr Leben wieder eigenständig aufbauen und blickt positiv in die Zukunft.

8.2 Medikamentöse Behandlung von ADHS und Sucht

Bei der medikamentösen Behandlung der Komorbidität von ADHS und Sucht ist zu beachten, dass es sich bei den Stimulanzien, welche als Medikamente der ersten Wahl bei ADHS eingesetzt werden sollen, grundsätzlich um psychotrope Substanzen mit einem eigenen Abhängigkeitspotenzial handelt. Das Risiko einer Suchtentwicklung bei Einnahme von Stimulanzien ist insbesondere dann erhöht, wenn für den Nutzer die suchtspezifischen Wirkungen im limbischen System im Vordergrund stehen (Clemow et al. 2014). Beispielsweise führt ein schneller Wirkanstieg zum »Kick-Gefühl«, wenn Stimulanzien intravenös oder intranasal eingenommen werden. Je schneller die Wirkung einer Substanz eintritt, desto größer ist ihr Abhängigkeitspotenzial. Darüber hinaus ist für die Risikoerhöhung einer Sucht entscheidend, dass die Wirkung als angenehm empfunden wird bzw. eine bestimmte Wirkung durch den Konsum der Droge erzeugt werden soll (Bright 2008; Volkow et al. 2003; Barkley et al. 2003).

Steht für die Betroffenen die Linderung von Krankheitssymptomen im Vordergrund, so zeigt sich seltener ein Missbrauch der Stimulanzien, als man es bezogen auf deren grundsätzliches Abhängigkeitspotenzial erwarten würde. Klinische Untersuchungen ergaben, dass dies auch mit dem langsameren Wirkanstieg zusammenhängt, wenn die Stimulanzien in Tablettenform eingenommen werden (Volkow et al. 2003). Darüber hinaus konnte gezeigt werden, dass bei Kokainabhängigkeit die orale Einnahme von Methylphenidat als Medikament nicht nur zu einer Reduktion des Verlangens nach der Droge und des Drogenkonsums führten, sondern auch zu einer Besserung psychologischer, neurologischer und somatischer Probleme bei den Süchtigen (Dürsteler et al. 2015).

Trotzdem sollten bei ADHS Stimulanzien und weitere Medikamente bei anhaltendem Konsum von psychotropen Substanzen nur sehr zurückhaltend bzw. kontrolliert eingesetzt werden, da es durch die Wechselwirkungen zwischen den Medikamenten und Drogen zu nicht abschätzbaren Risiken infolge von Mischintoxikation kommen kann (Frölich et al. 2014). Demzufolge wird zunächst eine Abstinenz von psychotropen Substanzen bzw. zumindest ein kontrollierter Konsum oder eine stabile Substitution mit verordneten Ersatzstoffen empfohlen, bevor mit der medikamentösen Behandlung des ADHS begonnen wird. In der Praxis lässt sich das oft nur sehr schwer erreichen, da es häufig zu einem frühzeitigen Abbruch der suchtspezifischen Behandlungen kommt, wenn die ADHS-spezifischen Symptome unbehandelt bleiben (Aharonovich et al. 2006). Andererseits führen auch die Nebenwirkungen der

Stimulanzien im Vergleich zu Plazebogaben zu frühzeitigen Behandlungsabbrüchen (Castells et al. 2013; Castells et al. 2011). Zusammenfassend ergab eine systematische Übersichtsarbeit von 13 Studien mit insgesamt über 1.200 Patienten, dass bei Komorbidität von ADHS und Sucht durch medikamentöse Behandlung des ADHS zwar die ADHS-Symptome gebessert wurden, aber keine wesentlichen Effekte auf Suchtmittelabstinenz oder Haltequoten, d. h. das Verbleiben in den Therapien, erzielt werden konnten (Cunill et al. 2015).

Insgesamt erscheint es einerseits sinnvoll, sowohl die Sucht als auch die ADHS-spezifischen Symptome gleichzeitig zu behandeln, andererseits aber auch notwendig, sensibel im Kontakt mit den Patienten zu bleiben, um die Abbruchraten möglichst gering zu halten. Fällt die Wahl auf Stimulanzien, so werden für den Einsatz bei der Komorbidität von ADHS und Sucht Darreichungsformen bevorzugt, die in ihrer Wirkung langsam anfluten und möglichst lange wirken sowie nicht oder nur unter großer Mühe intravenös oder nasal eingenommen werden können, um das Missbrauchsrisiko möglichst gering zu halten. Hier eignet sich insbesondere die OROS-Darreichungsform (▶ Kap. 8.3.1) des Methylphenidats, da selbst das Verstampfen des Kapselinhaltes nicht dazu beiträgt, dass die Substanz in Lösung geht, um sie injizieren zu können (Ermer et al. 2010). Darüber hinaus liegt das OROS-Methylphenidat in einer retardierten Form vor, d. h. die Wirksubstanz wird nur verlangsamt im Blut freigesetzt. In der Regel zeigen bei den Stimulanzien retardierten Darreichungsformen ein geringeres Suchtpotential als nicht retardierte Arzneimittel, weil der verlangsamte Wirkeintritt und die langsame Dopamintransporterblockade nicht zuverlässig und automatisch zu einem »Kick-Gefühl« führen, was als einer der starken Risikofaktoren für die Suchtentwicklung angenommen wird (Spencer et al. 2010; Parasrampuria et al. 2007).

Ebenfalls geeignet im Sinne eines Schutzes vor Missbrauch sind Wirkstoffe, die erst im Körper zu aktiven Wirksubstanzen überführt werden, sogenannte Prodrugs. Bei diesen Substanzen handelt es sich nicht um Retardformen im engeren Sinne. Hier erfolgt die Wirkung kontinuierlich durch Umbauprozesse im Blut. Somit kann bei Prodrugs selbst bei intravenöser Darreichungsform kein »Kick-Gefühl« entstehen (Jasinski et al. 2009).

Insgesamt handelt es sich beim Einsatz der Medikamente bei ADHS und Sucht stets um eine besonders komplexe und individuelle Nutzen-Risiko-Abwägung unter Würdigung des Gesamtverlaufs beider Störungsbilder, der aktuellen Beeinträchtigungen und der Prognose (Perez de los Cobos et al. 2014).

Hartmann erscheint in der ADHS-Sprechstunde wegen der Entgleisung seiner Cannabis- und Amphetaminabhängigkeit. Wiederholt komme es vor allem abends zum Konsum. Das helfe ihm zu entspannen und den Tag zu verarbeiten.

Grit konnte auf den abendlichen Alkoholkonsum nicht mehr verzichten. Es seien vor allem die nicht enden wollenden Gedanken, die sie ohne die Hilfe der psychotropen Substanz nicht mehr stoppen könne. Grit berichtet, bei ihr laufe schon am Morgen nach dem Aufstehen das Gehirn auf Hochtouren. Ständig gehe ihr etwas durch den Kopf, sie könne die Gedanken und inneren Bilder nicht steuern. Morgens stelle sie sich den Tagesablauf vor und sei mit den Situationen der letzten Tage beschäftigt. Sie frage sich, ob sie alles gut gemacht habe, und spreche zuweilen unter der Dusche mit sich selbst, um sich zu beruhigen oder Situationen durchzuspielen, die sie im Verlauf des Tages erwarte. Dabei berichtet sie in der ADHS-Sprechstunde, dass sie »aus einer Mücke einen Elefanten« machen müsse. Sie komme in Gedanken vom »Hundertsten ins Tausendste« und könne es gar nicht stoppen, wenn sie sich immer wieder Vorstellungen über den schlimmstmöglichen Ablauf einer Situation machen müsse. Tagesstruktur und Arbeit lenken sie stets gut von diesem Gedankenkreisen ab. Jedoch schweiften die Gedanken und Gefühle auch während der Arbeit und selbst bei faszinierenden Aufgaben wiederholt ab. Der Alkoholkonsum habe es Grit erleichtert, den Alltag zu bewältigen. Schließlich habe sie auch tagsüber getrunken. Grit steigerte den Konsum weiter. Irgendwann wuchs ihr die Arbeit wieder über den Kopf. Sie konnte ihre Gefühle nicht mehr kontrollieren, und so war es auch am Arbeitsplatz wiederholt zu Wutausbrüchen gekommen. Unter Stimulanzieneinnahme einmal am Morgen gelang es Grit zunehmend leichter, die Gedanken und begleitenden Gefühle zu kontrollieren und Stopp-Signale zu setzen. Darüber hinaus verbesserten sich die Sozialkontakte. Ein Teil von Grits ADHS-bezogenen Symptomen bestand darin, dass sie ihr Gegenüber nicht aussprechen lassen konnte und ins Wort platzte. Da habe der Alkoholkonsum die Zunge eher noch mehr gelockert, was beim Gegenüber regelmäßig entsprechende verärgerte Reaktionen auslöste. Hier verbesserte die Stimulanzieneinnahme ihre Fähigkeit zur Steuerung, sodass Grit warten konnte, bis sie mit dem Sprechen an der Reihe war.

Bei Hartmann wurde am Abend unretardiertes Methylphenidat in einer Dosis von 20 mg eingesetzt. Dies ist in doppelter Hinsicht eine ungewöhnliche Art der Medikation. Zum einen sollten bei abhängigen Menschen unretardierte Formen des Methylphenidats wegen des beschriebenen erhöhten Missbrauchsrisikos nur sehr zurückhaltend eingesetzt werden. Zum anderen ist es auch bei Betroffenen mit ADHS ungewöhnlich, Stimulanzien am Abend zu verordnen, da dies zu Schlafstörungen führen kann. Bei Hartmann erfolgte diese Form der Medikation nach mehreren erfolglosen Versuchen mit anderen Medikamenten. Der Einsatz von retardierten Stimulanzien am Morgen half ihm, für ca. fünf bis sechs Stunden zur Ruhe zu kommen. Danach traten die innere Unruhe und das Gedankenkreisen wieder in der vollen Schwere auf und hinderten Hartmann hartnäckig daran, einzuschlafen. Er konnte abends nicht mehr abschalten und konsumierte exzessiv Cannabis sowie gelegentlich Amphetamine. Bei Hartmann bewirkte nun der Einsatz von unretardiertem Methylphenidat, dass das Gedankenkreisen am Abend für ihn leichter mithilfe der erlernten Coping-Strategien steuerbar wurde und er ohne Drogen gut ein- und durchschlafen konnte. Im Verlauf der Behandlung konsumierte er nun weniger und schließlich nur noch gelegentlich Cannabis, da er erfahren hatte, dass er auch ohne diese Droge abschalten und Schlaf finden konnte.

111

Bei Grit führte die Einnahme von Stimulanzien am Morgen zu einer insgesamt besseren Steuerbarkeit der inneren Impulse, insbesondere der Gedanken und Gefühle, sowie in der Folge über das Gefühl einer erhöhten Selbstwirksamkeit zu einer Selbstwertsteigerung. Darüber hinaus verbesserten sich auch die Sozialkontakte und die Arbeitsleistungen, was sich ebenfalls positiv auf ihr Gesamtbefinden auswirkte. Der abendliche Alkoholkonsum musste nun nicht weiter zur fehlgeleiteten Selbstmedikation eingesetzt werden. Allerdings bestand über die jahrelange Konditionierung bereits eine Alkoholabhängigkeit, welche mit entsprechenden Entzugs- und Entwöhnungsmaßnahmen behandelt werden musste. Rückblickend formulierte Grit, dass ihr die Behandlung der ADHS-spezifischen Symptome erst ermöglicht habe, sich auf die Behandlung der Alkoholabhängigkeit einzulassen, was sie ohne Behandlung des ADHS nie geschafft hätte.

8.3 Ausgewählte Medikamente

Im Folgenden werden ausgewählte Medikamente für die Behandlung von ADHS sowie ADHS und Sucht beschrieben. Dabei steht der Einsatz im Erwachsenenalter im Vordergrund, wenn nicht anders erwähnt. Als Mittel der ersten Wahl werden Stimulanzien beim ADHS eingesetzt. Dabei handelt es sich insbesondere bei den langwirksamen Formen um hochwirksame Medikamente (McGough et al. 2009; Faraone et al. 2010).

8.3.1 Stimulanzien

Methylphenidat (MPH) ist seit 1944 bekannt und wird in vielen Ländern als Ritalin® zur Behandlung des ADHS eingesetzt. MPH erhöht die Verfügbarkeit von Noradrenalin und Dopamin im

112

synaptischen Spalt über eine Hemmung der Wiederaufnahme dieser Botenstoffe in die Nervenzelle. Im Stirnhirn führt dies bei ADHS zur Verbesserung der Denkleistungen und der Impulskontrolle (Rubia et al. 2014). Die Wirkung in den Basalganglien ist mit der Reduktion der motorischen Hyperaktivität verbunden. Üblicherweise erfolgt bei Kindern eine Dosierung von 0,3–1 mg/kg Körpergewicht mit einem Maximum von 60 mg Methylphenidat pro Tag. Die Wirkung setzt nach 15 bis 30 Minuten ein und hält bei der nichtretardierten Form für 2 bis 4 Stunden an. Langwirksame Formen des Methylphenidats existieren als SR-Formen (»sustained release«), ER-Formen (»extended release) oder LA-Formen (»long acting«) mit einer verzögerten Wirkstofffreisetzung. Bei den Retardformen wird eine anhaltende Wirkung über 12 Stunden angenommen. So werden die ADHS-Symptome über den ganzen Tag verteilt kontrolliert.

Auch im Erwachsenenalter ist die gute Wirksamkeit von Methylphenidat für die Behandlung des ADHS in zahlreichen Übersichtsarbeiten belegt. Dies betrifft sowohl die Verbesserungen der klinischen Symptome des ADHS als auch Verbesserungen der funktionellen und strukturellen Beeinträchtigungen in den ADHS-spezifischen Hirnbereichen (Spencer et al. 2013).

Es wird an dieser Stelle nicht systematisch auf alle Nebenwirkungen des Methylphenidats eingegangen. Klinisch erwähnenswert ist, dass bei Erwachsenen häufig im Vergleich zu Kindern geringere Mengen MPH zur Erzielung einer Verbesserung der ADHS-Symptomatik ausreichen. Bei sehr hohen Dosen des MPH zeigen sich häufig Nebenwirkungen im kardialen oder psychischen Bereich, z. B. Schlafstörungen, Nervosität, Unruhe, Reizbarkeit bzw. Tachykardie, Hypertonie oder Herzrhythmusstörungen. Auch kann der frontal betonte Kopfschmerz Zeichen einer Nebenwirkung bei hoher MPH-Dosis sein. In der Regel reduziert die Medikation mit MPH Angstsymptome bei ADHS. Allerdings wurden bei Langzeitbehandlungen von MPH im Erwachsenenalter plötzlich auftretende Angst- und phobische Störungen beobachtet. Die zugrundeliegenden Mechanismen sind bislang unbekannt. Diskutiert wird eine Dosis-Nebenwirkungsbeziehung bei spezifischen Subgruppen von

Betroffenen mit ADHS (Sanchez-Perez et al. 2012). Wiederholt wurden Fälle von durch MPH ausgelösten Psychosen beschrieben. Hier scheinen süchtige Betroffene mit ADHS besonders gefährdet zu sein (Kraemer et al. 2010). Neurobiologisch lassen sich ein Teil der psychotischen Symptome mit einer Überaktivität in dopaminergen Systemen erklären.

Eduard wird seit der Kindheit mit Methylphenidat behandelt. Es hilft ihm, die innere Unruhe und die einschießenden Gedanken zu kontrollieren. Er hat den Schulabschluss geschafft und befindet sich nun mit seinen 24 Jahren am Ende seines Studiums. Am Übergang vom Kindes- zum Erwachsenenalter wurde das Medikament auf eine Retardform umgestellt, wobei die Tagesdosis von 40 mg auf 60 mg gesteigert wurde. In der Prüfungszeit kam es wiederholt zu Spannungs- und Angstzuständen. Eduard nahm dies zunächst nicht zu ernst, da er ja im Prüfungsstress war und sich die Symptome damit erklären ließen. Als nach Abschluss der Prüfungen die Angstsymptome in Form von plötzlich einschießender Angst und Unruhe nicht nachließen, sondern sogar zunahmen, stellte er sich wieder in der ADHS-Sprechstunde vor. Eine Reduktion des MPH auf 40 mg brachte keine Linderung. Die Angstattacken traten völlig unabhängig von der Medikamenteneinnahme täglich auf und belasteten Eduard zunehmend. Schließlich wurde das MPH abgesetzt. Nach ca. einer Woche waren die Angstsymptome verschwunden. Somit konnte die Störung eindeutig als Medikamentennebenwirkung verstanden werden. Unklar blieb, warum die Angstsymptomatik nach vielen Jahren der MPH-Einnahme plötzlich ausgelöst wurde. Nach ca. 2 Monaten ohne Stimulanzieneinnahme wurde wieder ein Versuch mit 20 mg MPH Tagesdosis unternommen. Eduard vertrug das Medikament gut. Sobald er die MPH-Dosis auf 40 mg steigerte, bemerkte er wieder eine zunehmende Unruhe und leichte Angstsymptome. Für Eduard eine wichtige Erfahrung, die im Erwachsenenalter nicht selten bei Methylphenidat-Tagesdosen ab bzw. über 40 mg auftritt.

Unter den Langzeitpräparaten des MPH nimmt das OROS-Methylphenidat (»osmotic release oral system«), welches unter dem Handelsnamen Concerta® im europäischen Raum bekannt ist, eine besonders wichtige Stellung bei der Behandlung von Erwachsenen mit ADHS und Sucht ein. Die spezifische Verarbeitung ermöglicht eine langanhaltende, gleichmäßige Freisetzung des Wirkstoffes, welche über den osmotischen Druck reguliert wird. Über ein Mehrkammersystem erfolgen eine frühe Boluswirkung und eine spätere kontinuierliche Freisetzung des Medikamentes. Bei mehr als 50 % der Erwachsenen verbesserten sich sowohl die ADHS-Symptome, die Exekutivfunktionen als auch der klinische Gesamtbefund durch die Einnahme von OROS-Methylphenidat signifikant im Vergleich zu Plazebo (Bron et al. 2014; Medori et al. 2008). OROS-Methylphenidat zeigte auch eine gute Wirksamkeit, wenn es im Rahmen von ADHS und weiteren psychischen Störungen mit anderen Medikamenten kombiniert wurde (Biederman et al. 2012).

> **Merke**
> Grundsätzlich zeigen alle Stimulanzien ein erhöhtes Suchtpotenzial, da sie als psychotrope Substanzen das Belohnungssysstem aktivieren. Das Risiko für die Entwicklung einer Sucht ist umso größer, je kürzer die Zeit zwischen der Einnahme der Substanz und ihrer angenehmen bzw. erwünschten Wirkung ist. Man bezeichnet dies als steile Dosis-Wirkungs-Kurve bzw. schnellen Wirkeintritt. Dabei hängt das Suchtpotenzial einer psychotropen Substanz neben der Substanz selbst auch von ihrer Darreichungsform ab, da steilste Dosis-Wirkungs-Kurven beispielsweise durch Injektionen erreicht werden können. Das geringste Risiko geht von Retardformen aus, da diese erst langsam anfluten und den Wirkstoff über viele Stunden kontinuierlich freisetzen.
>
> Grundsätzlich können Tabletten zerstampft oder kann das Pulver einer Kapsel aufgelöst und injiziert werden. Ein solcher Missbrauch erhöht wiederum das Suchtrisiko bei Stimulanzien. Beim OROS-Methylphenidat wurde eine Darreichungsform ent-

wickelt, die nur sehr schwer in Lösung geht. Wenn Betroffene mit ADHS und Sucht bereits missbräuchliche Erfahrungen mit Injektionen haben, wird empfohlen, die OROS-Form als Medikament einzusetzen.

In den meisten Ländern entscheiden staatliche Behörden über die Zulassung von Medikamenten. Dabei werden die Zulassungen für eine Behandlung nicht auf einen Wirkstoff bezogen, wie z. B. Methylphenidat für die Behandlung von Erwachsenen mit ADHS, sondern auf bestimmte Arzneimittel, wie z. B. Concerta®. Obwohl das OROS-Methylphenidat nach wissenschaftlichen Untersuchungen die am ehesten empfohlene Darreichungsform für die Behandlung von süchtigen Erwachsenen mit einem ADHS darstellt (Katzman et al. 2014), ist das Medikament in vielen Ländern für die Behandlung von Erwachsenen mit ADHS nicht zugelassen.

Klinisch zeigen Erwachsene bei der Behandlung mit Concerta® häufig eine kürzere als die angegebene Wirkdauer von 12 Stunden. Der Wirkstoff flutet allmählich an und wird gleichmäßig ins Blut abgegeben, sodass die Betroffenen die Wirkung nach maximal einer Stunde kontinuierlich wahrnehmen.

Jessica leidet an einem ADHS. Sie hat schon zahlreiche Drogen probiert. Bei Kokain »schätzt« sie einerseits den »Kick«, den sie beim Schnupfen der Substanz erfährt, andererseits empfindet sie für eine gewisse Zeit nach dem Konsum eine innere Ruhe, die sie mit anderen Mitteln bislang nicht erreichen konnte. Sie würde sich nicht als kokainabhängig bezeichnen, aber ihr ist klar, dass sie gefährdet ist und einen Missbrauch betreibt.

Als Jessica auf das Medikament Concerta® eingestellt wurde, erlebte sie dies als »Segen«. Die innere Unruhe, die Antreiber, welche sie nicht haben still sitzen lassen können, sind für Stunden verschwunden. Darüber hinaus wird sie nicht ständig von ihren Tagträumen abgelenkt. Da die Wirkung nur für ca. sechs Stunden anhält, nimmt sie manchmal am Nachmittag eine zweite Tablette des Medikaments. Dabei achtet sie darauf, dass die Einnahme nicht nach 15:00 Uhr erfolgt, da sie sonst Schlafstörungen bekommt. Darum nimmt sie nicht jeden Tag zwei Tabletten, sondern nur, wenn sie das Gefühl hat, dass es nicht anders geht.

Am Morgen tritt die beruhigende Wirkung erst nach ca. zwei Stunden ein. Das ist für Jessica ein Problem, weil sie im Hotelbetrieb arbeitend ihre volle Aufmerksamkeit auch schon in den frühen Morgenstunden benötigt. Nach langen Beratungen mit ihrem behandelnden Psychiater nimmt sie nun morgens zusätzlich zum Concerta® eine Tablette Ritalin®. Bereits nach 15 Minuten spürt sie die Linderung ihrer Symptome und bis das Concerta® in seiner Wirkung einsetzt, ist die Wirkung von Ritalin® abgeklungen. Jessica ist sehr glücklich mit dieser medikamentösen Behandlung ihrer ADHS-Symptome. An Kokain denkt sie nur noch selten und seit sie auf diese Medikamente eingestellt ist, kam es auch nicht mehr zu einem Missbrauch.

Eine weitere langwirksame Form des MPH ist das Dexmethylphenidat unter dem Handelsnamen Focalin®. In diesem Arzneimittel ist nur das D-Enantiomer des Methylphenidats verarbeitet. Alle anderen Darreichungsformen des Methylphenidats bestehen aus einem Gemisch aus D- und L-Enantiomer. Dies ist insofern bedeutsam, als bei Focalin® nur die Hälfte der sonst üblichen Dosis benötigt wird. Somit entsprechen 5 mg der D-methylierten Form der Wirksamkeit von 10 mg der sonst üblichen Gemische aus D- und L-methylierten Applikationsformen des Methylphenidats. Beim Focalin® werden 50 % des MPH schnell, d. h. innerhalb der ersten 4 Stunden, und 50 % des Medikamentes pH-abhängig zwischen 4,5 und 7 Stunden nach Einnahme freigesetzt. Bei Erwachsenen zeigten sich eine gute Verträglichkeit und in ca. 50 % der Fälle eine signifikante Besserung der ADHS-Symptomatik verglichen mit Plazebo (Sopko et al. 2010; Spencer et al. 2007). Bei Kindern wurden die besten Effekte bei Einnahme von Dexmethylphenidat am Nachmittag beobachtet (Silva et al. 2013). Bei Erwachsenen wurde diese gute Wirksamkeit am Nachmittag nicht bestätigt. Hier sind häufig zum Erhalt der

Langzeitwirkung im Tagesverlauf zusätzliche Einnahmen des Medikaments erforderlich (Setyawan et al. 2013).

Lars ist 32 Jahre alt und leidet seit seiner Kindheit unter ausgeprägten Symptomen der Hyperaktivität, der Impulsivität und unter erheblichen Stimmungsschwankungen und Schlafstörungen. Die Aufmerksamkeit ist demgegenüber weniger beeinträchtigt. Er konsumiert seit seinem 12. Lebensjahr Cannabis als Einschlafhilfe. Zusätzlich auch Alkohol, welcher einerseits zu einer inneren Entspannung beitrug, andererseits aber die impulshaften Äußerungen vermehrte, da Lars, wenn er zu viel getrunken hatte, in seiner Selbststeuerung zusätzlich gehemmt war. Die in solchen Zuständen angezettelten Wutausbrüche und Schlägereien führten zum Arbeitsplatzverlust und zu zahlreichen Verurteilungen wegen Sachbeschädigungen und Körperverletzungen. Bis zum Besuch der ADHS-Sprechstunde hatte Lars stets nur sporadisch Medikamente eingenommen. Alle Psychotherapien hatte er abgebrochen. Es erfolgten zunächst eine qualifizierte Entzugsbehandlung und die Einstellung auf Dexmethylphenidat. Die morgendliche Dosis wurde allmählich auf 20 mg gesteigert. Hierunter kam es für etwa 5 Stunden zu einer Verbesserung der ADHS-spezifischen Symptome, insbesondere der inneren Unruhe, und zu einer besseren Steuerungsfähigkeit der Impulse. Lars konnte still sitzen bleiben, an einer Gruppenveranstaltung für 60 Minuten teilnehmen und dieser auch folgen. Er musste nicht ständig andere unterbrechen und es gelang ihm, an langweiligen Aktivitäten teilzunehmen, ohne die Langeweile zur Schau stellen oder innerlich abschalten zu müssen. Im Sozialgefüge wurde er als »weicher« und zugänglicher wahrgenommen. Bei Einnahme des Focalins® gegen 7.00 Uhr am Morgen ließ die Wirkung für Lars spürbar gegen 13.00 Uhr nach. Hier litt er insbesondere unter den dann auftretenden Stimmungseinbrüchen. Diese Stimmungstiefs wurden nicht als Nebenwirkung des Medikaments verstanden, sondern als Nachlassen der Wirkung interpretiert. Das Focalin® trug bei Lars dazu bei, dass sich seine Stimmung insgesamt stabilisierte. Er fühlte sich nicht mehr so schnell angegriffen durch Äußerungen seiner Mitmenschen und konnte gelassener insbesondere mit Situationen umgehen, die aus seiner Sicht negativ verliefen. Wenn das Focalin® in seiner Wirkung nachließ, traten diese Symptome des ADHS wieder auf. Auch eine Erhöhung der morgendlichen Dosis auf 30 mg brachte keine wesentliche Besserung. Schließlich wurde die Dosis wieder auf 20 mg am Morgen reduziert. Zusätzlich wurde am Mittag Focalin® in einer Dosis von 10 mg eingesetzt. Dies führte zu einer ausreichenden Wirkung bis etwa 17.00 Uhr. Danach kam es wieder zu dem bekannten Stimmungseinbruch bei Wirkabfall. Eine dritte Gabe von Dexmethylphenidat gegen 16.00 Uhr verschlechterte die ausgeprägten Schlafstörungen und wurde nach kurzer Zeit wieder abgesetzt. Es wurde deutlich, dass mit Methylphenidat allein keine ausreichende Besserung erzielbar war. Deshalb kam es zum Einsatz von Venlafaxin am Morgen. Hierunter stabilisierte sich der Zustand allmählich bei einer Dosis von 225 mg. Schließlich blieb es bei einer Einnahme am Morgen und Mittag von Dexmethylphenidat. Auf Alkohol konnte Lars im Verlauf mit wenigen Rückfällen verzichten. Jedoch missbrauchte er immer wieder Cannabis, um besser schlafen zu können. Der Einsatz von Melatonin in einer Dosis von 4 mg trug wesentlich zu einer Verbesserung der Einschlafstörungen bei. Da das Medikament jedoch zur Behandlung von Schlafstörungen bei ADHS nicht zugelassen ist, konnte es nicht dauerhaft eingesetzt werden. Deutlich war der Zusammenhang zwischen Einschlafstörungen und Cannabismissbrauch. Untersuchungen im Schlaflabor und Förderung der Schlafhygiene stabilisierten schließlich die Situation, wobei sich Lars nach intensiven psychotherapeutischen Interventionen damit arrangierte, in der Nacht nur vier bis fünf Stunden zu schlafen, da ihm dies ausreichte, um am Tag wach und leistungsfähig zu sein. Er verstand sich somit als Person, die im Vergleich zu anderen Menschen »weniger Schlaf benötigt«. Schließlich war Lars unter dieser Kombination von Medikamenten in der Lage, die Suchtbehandlung wieder aufzunehmen und eine berufsintegrierende Maßnahme zu beginnen.

Methylphenidat ist auch als transdermales Pflaster, welches für 9 bis 12 Stunden wirksam ist, verfügbar. So werden beispielsweise in der Übersichtsarbeit von Findling und Kollegen Studien zusammengefasst, die zeigen, dass bei Kindern und Adoleszenten mit Pflasterbehandlungen sowohl ausreichende Plasmaspiegel von MPH und signifikante Besserungen der ADHS-Symptomatik als auch der Lebensqualität erreicht wurden (Findling et al. 2014). Die transdermale Gabe stellt in diesen Altersstufen eine wirksame und ausreichend sichere Alternative zur oralen Verabreichung des MPH dar. Es ist noch nicht klar, ob bei Erwachsenen vergleichbare Effekte erzielbar sind. Der Einsatz von Pflastern wäre für die Komorbidität von ADHS und Sucht interessant, da bei Pflastern per se das Suchtpotential aufgrund der Darreichungsform reduziert ist. In Europa sind MPH-Pflaster nicht zugelassen.

Lisdexamfetamin (LDX) wurde in den USA als erste langdauernde stimulierende Substanz für die Behandlung des ADHS im Erwachsenenalter zugelassen. Bei der Substanz handelt es sich um ein Prodrug, welche nach Aufnahme in die Blutbahnen kontinuierlich zum aktiven Wirkstoff Dexamphetamin umgewandelt wird. Die Wirkung hält zwischen 10 und 12 Stunden an. Im Vergleich zu Plazebo und im Vergleich zu unretardierten gemischten Amphetaminsalzen haben sich Einmaldosierungen des LDX von 30, 50 und 70 mg pro Tag als wirksam zur Reduktion der ADHS-Symptomatik sowie zur Verbesserung der Exekutivfunktionen und der Lebensqualität erwiesen (Adler et al. 2014; Maneeton et al. 2014a). Auch andere langwirksame *Amphetaminderivate* waren als »extended release«-Formen mit einer schnell wirksamen Anflutung und einem pH-abhängigen zweiten Wirkanstieg in der Behandlung des ADHS bei Kindern und Erwachsenen hoch wirksam. Im Gegensatz zu diesen langwirksamen Amphetaminderivaten ist der Wirkeintritt des LDX unabhängig vom pH-Wert des Magens, da die Substanz erst im Blut zum wirksamen D-Amphetamin umgewandelt wird (Lopez et al. 2013).

An wesentlichen Nebenwirkungen aller Amphetaminderivate sind Gewichtsverlust, Schlafstörungen und Förderung von Ängsten bekannt. Darüber hinaus können sie zu Mundtrockenheit, Kopfschmerzen sowie zu Blutdruck- und Pulserhöhungen beitragen (Weisler et al. 2009).

Zahlreiche Studien zur Wirksamkeit von Amphetaminderivaten (Dextroamphetamin, Lisdexamfetamin, gemischte Amphetaminsalze) gegenüber Plazebo, dem Antidepressivum Paroxetin, dem Blutdrucksenker Guanfacin oder gegenüber dem gegen die Narkolepsie eingesetzten Modafinil wurden in einer Cochrane-Analyse zusammengefasst. Hier konnte bei den insgesamt 1.091 untersuchten Erwachsenen mit ADHS eine eindeutige Überlegenheit der Amphetaminderivate hinsichtlich der Verbesserung der ADHS-Symptomatik gezeigt werden (Castells et al. 2011). Darüber hinaus hat sich LDX bei Erwachsenen für den Einsatz bei unkontrollierten Essattacken bewährt und ist in den USA seit 2015 für die Indikation zugelassen (Citrome 2015). Wenn Betroffene mit ADHS von derartigen Symptomen berichteten, sollte der Einsatz von LDX erwogen werden. Hinsichtlich der Komorbidität von ADHS und Sucht gelten für Lisdexamfetamin vergleichbare Risiko-Nutzen-Abwägungen wie bei Methylphenidat.

Für die Behandlung von ADHS und Sucht existieren keine einheitlichen wissenschaftlichen Ergebnisse und demzufolge keine eindeutigen Behandlungsempfehlungen. Hinsichtlich der Entwicklung der Sucht konnte in einer systematischen Übersichtsarbeit von publizierten Studien bis 2012 gezeigt werden, dass im Kindesalter die Behandlung von MPH das Risiko an einer Sucht zu erkranken nicht erhöht, sondern im Gesamtverlauf zu einer Risikominderung, an einer Sucht zu erkranken, beiträgt (Klassen et al. 2012). Das spricht nicht gegen das Suchtpotenzial von MPH, aber dafür, dass die Wirkung als Medikament, also als Substanz, die die Symptome des ADHS lindert, dem Suchtpotenzial eindeutig überlegen ist. Liegt bereits eine Sucht vor, so sind die Ergebnisse nicht mehr so eindeutig. Insgesamt kann jedoch davon ausgegangen werden, dass bei Vorliegen von ADHS und Sucht im Erwachsenenalter durch Gabe von MPH Verbesserungen der ADHS-Symptomatik erzielt werden können (Levin et al. 2007). Die Effekte auf die Sucht bzw. den Substanzkonsum wurden in den Studien unterschiedlich bewertet (Klassen et al. 2012). Am häufigsten wurden Kokainabhängige untersucht. Bei den meisten Studien kam es nicht zu einem Missbrauch des MPH. Die Behandlung mit MPH soll dann zu einer Verbesserung des Suchtverlaufs beitragen, wenn retardierte Darreichungsformen des MPH in ausreichend hohen Dosen eingesetzt werden. Dabei wurde auch diskutiert, dass sich bei Komorbidität von ADHS und Sucht die Effekte des Methylphenidats auf den Suchtverlauf verbessern lassen, wenn die Behandlungsdauer verlängert wird (Dürsteler et al. 2015; Crunelle et al. 2013).

Womöglich wirkt sich die Behandlung mit MPH bei den verschiedenen Abhängigkeiten unterschiedlich aus. Beispielsweise zeigten sich im Zusammenhang mit der Tabakabhängigkeit bei Behandlung mit MPH positive Effekte auf das subjektiv wahrgenommene Craving und die Abstinenzphase (Berlin et al. 2012). Auch bei amphetaminabhängigen Erwachsenen mit ADHS ergab die Behandlung mit OROS-Methylphendiatdosen von bis zu 180 mg pro Tag nicht nur eine Verbesserung der ADHS-Symptome, sondern auch eine Reduktion des Cravings, einen verringerten Substanzkonsum und geringere Rückfallquoten im Vergleich zur Plazebogruppe (Konstenius et al. 2014).

Wenn alle Studien zur Behandlung mit Stimulanzien bei Erwachsenen mit Komorbidität von ADHS und Sucht zusammengefasst werden, so ergibt sich dennoch kein einheitliches Bild. Meist bessern sich die Symptome des ADHS signifikant. Es zeigen sich jedoch nur geringe Effekte auf die Sucht (Klassen et al. 2012). Demzufolge wird bei der Komorbidität von ADHS und Sucht ein individuelles Vorgehen unter Berücksichtigung des Langzeitverlaufs und der Begleitstörungen empfohlen (Simon et al. 2015; Perez de los Cobos et al. 2014).

In der Schweiz und in Deutschland sind sowohl Methylphenidat in allen Darreichungsformen als auch Amphetaminsalze für die Behandlung des ADHS in der Kindheit zugelassen. Eine Fortsetzung der Behandlung im Erwachsenenalter wird meist genehmigt. Erfolgt keine medikamentöse Behandlung des ADHS in der Kindheit oder wird eine Behandlung mit Stimulanzien vor dem Erreichen des Erwachsenenalters beendet, so gelten bei Wiederaufnahme oder Erstbehandlung der Verschreibung von Stimulanzien für Erwachsene mit ADHS sehr limitierte Regelungen.

In der Schweiz sind Concerta® und seit 2009 das Dexmethylphenidat (Focalin®) für die Erstbehandlung von Erwachsenen mit ADHS zugelassen. In Deutschland wurde 2011 das unretardierte Methylphenidat mit dem Handelsnamen Medikinet® adult für die Erstbehandlung von Erwachsenen mit ADHS zugelassen, wenn die Störung ab dem Kindesalter bestand und sich andere therapeutische Maßnahmen als unzureichend erwiesen haben. Die retardierte Form Concerta® darf in Deutschland Erwachsenen mit ADHS nur dann verabreicht werden, wenn diese bereits in der Kindheit mit diesem Medikament behandelt wurden.

Lisdexamfetamin ist seit 2013 in Deutschland und seit 2014 in der Schweiz unter dem Handelsnamen Elvanse® für die Behandlung des ADHS zugelassen und wird seit 2014 von den Krankenkassen erstattet. Eine Indikation für die Behandlung von Erwachsenen mit Lisdexamfetamin besteht, wenn zuvor ein Behandlungsversuch mit Methylphenidat keine hinreichende Wirkung gezeigt hat. Somit gilt es als Medikament der zweiten Wahl.

Alle Stimulanzien unterliegen dem Betäubungsmittelgesetzt und müssen entsprechend verordnet werden. Die Zulassungsbeschränkungen bei Erwachsenen mit ADHS führen dazu, dass man sich beispielsweise bei der Verordnung von Concerta® oder Ritalin® in einem sogenannten Off-label-Bereich befindet. Damit ist gemeint, dass die Verordnung außerhalb des von der Zulassungsbehörde genehmigten Bereichs erfolgt. Zulassungsverfahren sind zeit- und kostenaufwändig und werden in der Regel von den Pharmaunternehmen beantragt. Die Zulassungen beziehen sich jeweils auf ein bestimmtes Fertigarzneimittel im Hinblick auf die Anwendung bei definierten Störungen oder Symptomen sowie auf die Art der Anwendung. Demzufolge werden keine Wirksubstanzen zugelassen, sondern spezifische Darreichungsformen als Medikament. Eine »Off-label-Verordnung« ist grundsätzlich möglich, jedoch ist die Kostenübernahme durch die Krankenkassen nicht sichergestellt. Darüber hinaus haften die verordnenden Ärzte vollumfänglich für die medizinische Korrektheit der Anwendung und für eventuelle Nebenwirkungen. Eine Abstützung auf der Basis von gültigen Leitlinien und aktuellen wissenschaftlichen Untersuchungen ist empfehlenswert, wenn eine Verordnung außerhalb der Zulassung medizinisch indiziert erscheint. Grundsätzlich muss ein Off-label-use vom Arzt folgendermaßen begründet werden:

1. *Die Erkrankung muss schwerwiegend sein und zu erheblichen Beeinträchtigungen des Betroffenen führen.*
   Auf der Grundlage einer sorgfältigen Diagnostik und Anamneseerhebung sowie durch die Darstellung des aktuellen psychopathologischen Befundes mit Beschreibung der vorliegenden Symptompersistenz muss dargestellt werden, dass die Beeinträchtigungen des Alltags und der Lebensqualität der Betroffenen infolge der ADHS-Symptomatik erheblich sind.

2. *Es sollte keine andere Therapie verfügbar sein bzw. es muss der Nachweis erbracht werden, dass eine zugelassene Therapie nicht erfolgreich verlief.*
   Die Zulassungsbeschränkungen für das ADHS im Erwachsenenalter führen zu erheblichen Einschränkungen der Behandlungsmöglichkeiten. In Deutschland sind bei Erwachsenen unretardierte Formen, in der Schweiz sind die retardierten Formen des MPH zugelassen. Die OROS-Darreichungsform des MPH, welche bei ADHS und Sucht am ehesten dazu geeignet ist, nicht missbräuchlich für den intravenösen Konsum eingesetzt zu werden, ist in Deutschland lediglich als fortgesetzte Behandlung von ADHS im Erwachsenenalter zugelassen. Demzufolge muss für eine ausreichende Begründung des Off-label-use zunächst ein Therapieversuch mit einem zugelassenen Mittel der ersten Wahl erfolgen. Lassen sich hierdurch keine ausreichenden Symptomverbesserungen erzielen, kann ein Mittel der zweiten Wahl verordnet werden. Dies wäre dann das Lisdexamfetamin. Auch bei Komorbidität von ADHS und Sucht muss nach der Off-label-Definition zunächst das

zugelassene Methylphenidat eingesetzt werden. Erst wenn dieses nicht den gewünschten Effekt zeigt oder die Substanz im Sinne von süchtigen Verhaltensweisen missbraucht wird, kann z. B. die OROS-Wirkform eingesetzt werden.

Zahlreiche Ärzte gehen diesen Umweg nicht, sondern verordnen gleich Concerta®. Allerdings muss angemerkt werden, dass nach der klinischen Erfahrung durchaus Behandlungsversuche mit den zugelassenen Medikamenten Medikinet® adult oder Focalin® gerechtfertigt sind, da nicht automatisch davon ausgegangen werden muss, dass ein Erwachsener mit ADHS und Cannabisabhängigkeit beispielsweise das Focalin® auflöst und sich intravenös verabreicht. Demzufolge bleibt es eine sorgfältige Abwägung des behandelnden Spezialisten, welche Medikamente in welchen Phasen der Behandlung jeweils indiziert erscheinen.

3. *Aufgrund der wissenschaftlichen Literatur muss eine begründete Aussicht auf einen Behandlungserfolg bestehen.*
Die wissenschaftliche Literatur zum ADHS im Erwachsenenalter belegt eindeutig, dass durch die Stimulanzienbehandlung eine Besserung der ADHS-Symptomatik zu erwarten ist. Bei ADHS und Sucht stellt eine sorgfältige Nutzen-Risiko-Abwägung die Grundlage für eine effiziente Behandlung im Erwachsenenalter dar. Diese Argumente ergeben sich sowohl aus den Leitlinienempfehlungen für die Behandlung von Erwachsenen mit ADHS als auch hinsichtlich der aktuellen Studienlage.

Modafinil ist ein Wirkstoff aus der Gruppe der Stimulanzien. Es fördert die Wachheit, die Aufmerksamkeit sowie die motorische Aktivität und ist zur Behandlung der Narkolepsie (»Schlafkrankheit«) zugelassen. Die genaue pharmakologische Wirkweise ist nicht bekannt. Bei ADHS zeigen sich positive Wirkungen auf die Stimmung und die Affektschwankungen, wobei euphorische Stimmungen ebenso beschrieben sind wie Nervosität und Suizidgedanken. Bei Kindern und Adoleszenten konnte es effektiv zur Behandlung des ADHS eingesetzt werden (Biederman et al. 2006). Auch bei Erwachsenen konnte eine Besserung der ADHS-Symptome durch Einnahme von Modafinil erzielt werden (Taylor et al. 2000). In einzelnen Fällen konnten bei der Komorbidität von ADHS und Stimulanzienmissbrauch durch die Behandlung mit Modafinil positive Effekte auf die ADHS-Symptomatik und den Missbrauch erzielt werden (Mann et al. 2009). Systematische Studien zum Einsatz von Modafinil bei ADHS oder ADHS und Sucht im Erwachsenenalter liegen bislang nicht vor.

Der Einsatz von Modafinil ist dann indiziert, wenn eine vollständige Untersuchung der Tagesschläfrigkeit erfolgt ist und eine entsprechende Diagnose nach internationaler Klassifikation für Schlafstörungen gestellt wurde. Auf der Grundlage der aktuellen wissenschaftlichen Literatur ist der Einsatz von Modafinil bei gleichzeitigem Bestehen einer Drogenabhängigkeit oder eines Alkoholmissbrauchs kontraindiziert.

Vertiefung

Modafinil hat sich wirksam zur Behandlung der sogenannten Schlafsucht gezeigt. Dabei handelt es sich um eine neurologische Störung in der Schlaf-Wach-Regulation. Hauptsymptom ist eine exzessive Tagesschläfrigkeit mit unabwendbaren Schlafattacken zwischen Sekunden bis zu 20 Minuten. Neurobiologisch werden Beeinträchtigungen im Zellstoffwechsel des Hypothalamus und des Nucleus accumbens angenommen. Auch bei ADHS werden häufig Störungen des Nachtschlafes sowie ausgeprägte Tagesmüdigkeit angegeben. Dementsprechend fand man bei Kindern eine signifikante Häufung des gleichzeitigen Auftretens von ADHS und Narkolepsie (Lecendreux et al. 2015), was auf Störungen im Hypothalamus und Striatum bei Diagnose beider Störungsbilder zurückgeführt wurde. Bei den in der französischen Studie untersuchten Kindern führte die Behandlung mit Modafinil zu einer Besserung der Tagesmüdigkeit, allerdings nicht zu einer signifikanten Besserung der ADHS-Symptomatik. Auch von Erwachsenen mit ADHS wird häufig Tagesmüdigkeit angegeben. Hier liegen jedoch noch keine systematischen Untersuchungen vor (Oosterloo et al. 2006). Diskutiert wird, dass entsprechend der Ergebnisse bei Kindern mit ADHS auch bei Erwachsenen ein Einsatz von

Modafinil mindestens dann in Erwägung gezogen werden sollte, wenn die Behandlung mit Methylphenidat oder Amphetamin nicht zu einer ausreichenden klinischen Besserung der Tagesmüdigkeit geführt hat.

8.3.2 Atomoxetin

Das Medikament Atomoxetin gilt als ein Therapieansatz der zweiten Wahl bei ADHS, wenn die Gabe von Stimulanzien nicht zu einer ausreichenden Besserung der Symptomatik geführt hat. Im Erwachsenenalter konnten in zahlreichen Studien eine gute Verträglichkeit von Atomoxetin und eine gute Wirksamkeit auf die Kernsymptome des ADHS sowie eine Verbesserung der Lebensqualität nachgewiesen werden (Upadhyaya et al. 2013; Goto et al. 2013). Darüber hinaus zeigten sich bei Erwachsenen mit ADHS Methylphenidat und Atomoxetin gleich gut wirksam auf die Verbesserung der Exekutivfunktionen (Ni et al. 2013).

Atomoxetin zählt zu den selektiven Noradrenalin-Wiederaufnahmehemmern und führt zusätzlich zu einer Blockade der sogenannten NMDA-Rezeptoren (NMDA = N-Methyl-D-Aspartat). Diese Rezeptoren binden an Glutamat und aktivieren dadurch Ionenkanäle in den Zellmembranen. Durch den Ionenfluss kommt es zu Veränderungen des elektrischen Potenzials der Zellen. Auf diesem Wege wird die synaptische Plastizität beeinflusst. Vereinfacht ausgedrückt führt die Gabe des Medikaments über eine wiederholte Aktivierung der NMDA-Rezeptoren zu neuen Verschaltungen im Gehirn, die das Lernen und Gedächtnisprozesse fördern. Klinisch wird dies bestätigt, da sich häufig die Vergesslichkeit bei ADHS nach Einnahme von Atomoxetin bessert bzw. die Konzentration zunimmt.

Atomoxetin zeigt eine kurze Halbwertszeit von 3 bis 4 Stunden und eine gute Bioverfügbarkeit von 63 bis 94 %. Obwohl die morgendliche Einmalgabe zur Reduktion der ADHS-Symptomatik wirksam ist (Adler et al. 2009), zeigt sich bei Erwachsenen die Verteilung der Einnahme auf zweimal täglich der Einmalgabe geringfügig überlegen (Adler et al. 2006). Demgegenüber treten bei Einmalgaben seltener Nebenwirkungen auf (Wietecha et al. 2013). Diese unterschiedlichen Dosisempfehlungen beruhen auf dem speziellen Abbaumechanismus der Substanz, welcher durch ein bestimmtes Enzym (Cytochrom P450 2D6) erfolgt. Die Geschwindigkeit dieses Enzyms und damit des Abbaus des Atomoxetins hängt von den im Erbgut verankerten Varianten ab. Etwa 7 % der weißen Europäer weisen eine langsame Variante des Enzyms auf (Fijal et al. 2015). Je nachdem, ob es sich um einen schnellen oder langsamen Metabolismus handelt, variiert die Blut-Halbwertszeit des Atomoxetins zwischen 5,2 und 21,6 Stunden (Sauer et al. 2014). Eine langsame Verstoffwechselung des Atomoxetins kann insbesondere, wenn noch weitere Medikamente eingenommen werden, die ebenfalls über dieses Enzym abgebaut werden, zu Anhäufungen der Substanzen und damit zu erhöhten Nebenwirkungen führen. Als eine wichtige Substanzgruppe, welche ebenfalls über das oben genannte Enzym abgebaut wird, sind die die selektiven Serotonin-Wiederaufnahmehemmer (SSRI) zu nennen. Da man die genetische Situation der Betroffenen meist nicht kennt, ist deshalb insbesondere bei Kombination mit SSRI eine langsame Aufdosierung von Atomoxetin empfehlenswert.

In der Regel werden bei Kindern bis maximal 1,4 mg/kg Körpergewicht pro Tag verabreicht. Mit einer stabilen Wirkung ist innerhalb von zwei bis acht Wochen zu rechnen. Bei Erwachsenen bewirken Medikamentendosierungen zwischen 25 und 120 mg Atomoxetin pro Tag eine signifikante Reduktion der ADHS-Symptomatik im Vergleich zu Plazebogaben (Adler et al. 2009; Asherson et al. 2014b). Bei Kindern und Jugendlichen wurde unter Gabe von Atomoxetin ein erhöhtes Suizidrisiko beschrieben (Bushe et al. 2013). Darüber hinaus wurde über Leberschädigungen sowie sexuelle Dysfunktionen bei regelmäßiger Einnahme des Medikamentes berichtet. Zwar zeigt Atomoxetin keine Wirkungen auf die Reizüberleitung am Herzen, jedoch wurden verstärkte Effekte auf die sogenannte QT-Zeit-Verlängerung im EKG beobachtet, wenn Atomoxetin mit Medika-

menten kombiniert wurde, die ein Risikopotential für diese Nebenwirkung aufweisen (Martinez-Raga et al. 2013).

Eine Kombination von Stimulanzien und Atomoxetin hat sich bei
Kindern in besonders schweren Fällen und beim gemischten Subtyp
als sehr wirksam erwiesen (Carlson et al. 2007). Bei Erwachsenen mit
ADHS ergaben die Studien bezüglich der Kombination von Stimulanzien und Atomoxetin keine eindeutigen Ergebnisse (Treuer et al.
2013).

Bei der Komorbidität von ADHS und Sucht stellt der Einsatz von
Atomoxetin eine Alternative zur Gabe von Stimulanzien dar, da
dieser Wirkstoff nicht zu einer Erhöhung der Dopaminkonzentra-
tion in Belohnungszentren führt und demzufolge kein den Stimulanzien vergleichbares Suchtpotential aufweist (Bymaster et al. 2002).
Allerdings zeigte sich auch bei Atomoxetin ein erhöhtes Missbrauchsrisiko, insbesondere bei sehr hohen Tagesdosen von 180 mg
(Jasinski et al. 2008). Dieses erhöhte Suchtpotential wird auf eine
indirekte dopaminerge Stimulation des Stirnhirns über Aktivierung
von D1-Dopamin-Rezeptoren zurückgeführt (Gamo et al. 2010). Das
Suchtrisiko liegt jedoch selbst bei derart hohen Dosen von Atomoxetin immer noch unter dem von Methylphenidat (Jensen et al.
2015). Dabei entsprechen bei ADHS und Cannabisabhängigkeit
(McRae-Clark et al. 2010), bei Alkoholabhängigkeit (Wilens et al.
2011) und Kokainabhängigkeit (Levin et al. 2009) die Ergebnisse bei
Behandlung mit Atomoxetin denen der Stimulanzien, nämlich, dass
die ADHS-Symptome jeweils signifikant gebessert werden konnten
(Gehricke et al. 2011).

Atomoxetin wurde in Deutschland 2005 und in der Schweiz 2009
für die Indikation des ADHS bei Kindern ab dem 6. Lebensjahr sowie
für die Weiterbehandlung im Erwachsenenalter zugelassen. Mittlerweile dürfen sowohl in Deutschland als auch in der Schweiz Erwachsene mit ADHS auch ohne Vorbehandlung im Kindesalter mit
Atomoxetin behandelt werden. Dabei gilt Atomoxetin als Mittel der
zweiten Wahl bei klinisch nicht ausreichender Wirkung der Stimulanzien. Im Gegensatz zu den Stimulanzien unterliegt Atomoxetin
nicht dem Betäubungsmittelgesetz.

129

8.3.3 Antidepressiva

Einige Studien im Kindes- und Erwachsenenalter weisen auf eine gute Wirksamkeit von Antidepressiva auf die ADHS-Symptomatik hin, insbesondere bei ausgeprägten Störungen der Affektregulation, Stimmungseinbrüchen bzw. Stimmungsschwankungen sowie Angstepisoden. Da bei diesen Symptomen der Botenstoff Serotonin eine große Rolle spielt, hat sich zur Stabilisierung dieser affektiven Begleitstörungen bei ADHS, insbesondere auch bei Beeinträchtigungen der Motivation die Gabe von Serotonin-Wiederaufnahmehemmern (SSRI) bewährt. Grundsätzlich sind die Antidepressiva weder im Kindes- noch im Erwachsenenalter für die Behandlung des ADHS zugelassen.

Bei der Komorbidität von ADHS und Sucht können Antidepressiva eine Alternative zur Gabe von Stimulanzien darstellen, da sie kein eigenes Suchtpotential aufweisen. Hier ist die wissenschaftliche Literatur jedoch noch dünner als bei ADHS ohne die Komorbidität, sodass nach den gültigen Leitlinien Antidepressiva in der Behandlung des ADHS allenfalls zur Behandlung der Begleitsymptome und Zusatzstörungen verordnet werden können.

Venlafaxin, ein Wiederaufnahmehemmer von Serotonin und Noradrenalin, zeigte in wissenschaftlichen Studien bei täglichen Dosierungen bis 225 mg in bis zu 75 % der Erwachsenen eine signifikante Besserung der ADHS-Symptome (Amiri et al. 2012). Auch bei Kindern ergab eine Metaanalyse von fünf Studien zu Venlafaxin eine gute Wirksamkeit. Allerdings sorgt die limitierte Anzahl an Studien dafür, Venlafaxin allenfalls als Medikation für Begleitsymptome des ADHS und nicht als Alternative zu Stimulanzien oder Atomoxetin zu betrachten (Park et al. 2014).

Bei Erwachsenen mit der Komorbidität von ADHS und Sucht ist die Behandlung mit Venlafaxin nicht untersucht. Die einzige Studie bei Kokainabhängigen mit ADHS ergab keine Unterschiede in den Effekten zwischen Methylphenidat und Venlafaxin (Levin et al. 2008), was dafür spricht, dass Venlafaxin zur Behandlung von ADHS und Sucht eingesetzt werden kann, wenn beispielsweise Störungen in der

Stimmung und Stimmungsregulation eine vorrangige Rolle spielen oder Stimulanzien bzw. Atomoxetin wegen Missbrauch oder Nebenwirkungen nicht verordnet werden können.

Die wenigen Studien zu *Duloxetin*, welches ebenfalls die Wiederaufnahme von Serotonin und Noradrenalin hemmt, ergaben Hinweise auf eine mögliche Wirksamkeit bei Erwachsenen mit ADHS (Park et al. 2014). Hier konnten im Vergleich zu Plazebo Verbesserungen der ADHS-Symptome und des Allgemeinbefindens nachgewiesen werden (Bilodeau et al. 2014). Es liegen jedoch nur wenige klinische Erfahrungen vor, sodass man sich bei Behandlung des ADHS mit Duloxetin eher im experimentellen Bereich befindet.

Reboxetin, ein selektiver Noradrenalin-Wiederaufnahmehemmer, zeigte bei Kindern und Adoleszenten in zahlreichen Studien eine positive Wirkung auf die Reduktion von ADHS-Symptomen (Arabgol et al. 2009), insbesondere bei Vorliegen von autistischen und depressiven Symptomen in Kombination mit ADHS (Golubchik et al. 2013). Entsprechende Effekte wurden auch im Erwachsenenalter nachgewiesen (Riahi et al. 2010). Eine systematische Übersichtsarbeit von 33 Studien konnte auch dann eine gute Verträglichkeit und Wirksamkeit von Reboxetin auf die ADHS-Symptomatik im Erwachsenenalter belegen, wenn keine weiteren psychiatrischen Störungen vorhanden waren (Ghanizadeh 2015). Studien zur Wirksamkeit von Reboxetin bei ADHS und Sucht liegen bislang nicht vor.

Fluoxetin, ein selektiver Serotonin-Wiederaufnahmehemmer (SSRI), gleicht in der chemischen Struktur dem Atomoxetin. Eine positive Wirkung auf die kognitiven Leistungen konnte sowohl bei ADHS als auch bei Autismus-Spektrum-Störungen nachgewiesen werden. Dabei wurden bei Behandlungen mit Fluoxetin in funktionellen Kernspintomografie-Verfahren bei männlichen Jugendlichen jeweils inverse Wirkungen auf die Stirnhirnbereiche gefunden, und zwar bei Autismus eine erhöhte und bei ADHS eine verminderte Aktivierung der Hirnstrukturen (Chantiluke et al. 2014a). Eine ältere Studie zur Komorbidität von ADHS und Sucht zeigte bei Behandlung mit Fluoxetin eine den Stimulanzien vergleichbare Wirksamkeit (Castaneda et al. 1999).

Bupropion, welches die Wiederaufnahme von Noradrenalin und Dopamin hemmt, zeigte sich in zahlreichen Studien sowohl im Kindes- als auch im Erwachsenenalter in der Behandlung des ADHS effektiv wirksam (Conners et al. 1996; Wilens et al. 2001; Wilens et al. 2005), insbesondere im Vergleich zu Plazebo (Hamedi et al. 2014). Insgesamt ist die Behandlung mit Bupropion hinsichtlich der Verbesserung der ADHS-Symptomatik den Stimulanzien und dem Atomoxetin unterlegen (De Sousa et al. 2012). Eine Metaanalyse von 28 Studien bei Kindern und Jugendlichen mit ADHS (Stuhec et al. 2015) und eine systematische Übersichtsarbeit bei Kindern, Jugendlichen und Erwachsene mit ADHS (Maneeton et al. 2014) ergaben kontroverse Ergebnisse. Während sich in der Übersichtsarbeit keine Wirksamkeitsunterschiede zwischen Bupropion und Methylphenidat finden ließen, war die Behandlung mit Bupropion in der Metaanalyse dem Atomoxetin, dem Methylphenidat und dem Lisdexamfetamin leicht unterlegen.

Die Wirksamkeit von Bupropion wurde auch bei der Komorbidität von ADHS und Sucht untersucht und zeigte in einer älteren Studie eine vergleichbare Wirksamkeit von Bupropion und Stimulanzien (Castaneda et al. 1999). Auch jüngere Untersuchungen ergaben positive Effekte bei Vorliegen von Tabakabhängigkeit (Upadhyaya et al. 2004) und depressiver Symptomatik (Daviss et al. 2008).

8.3.4 Alpha-2-Agonisten

Die Alpha-2-Agonisten *Clonidin* (Connor et al. 1999) und *Guanfacin* erwiesen sich nach Metaanalysen als wirkungsvolle und gut verträgliche Medikamente bei Jugendlichen zur Reduktion der ADHS-Symptomatik und waren Plazebo deutlich überlegen (Ruggiero et al. 2014; Hirota et al. 2014). Darüber hinaus ergaben sich auch erste Hinweise darauf, dass Retardformen von Guanfacin bei Jugendlichen in ihrer Wirksamkeit auf die ADHS-Symptomatik dem Atomoxetin überlegen und den Langzeitformen des Clonidin vergleichbar wirksam sind (Bello 2015). Die Alpha-2-Agonisten tragen im Stirnhirnbereich zu einer erhöhten Wirkung von Noradrenalin bei und verstärken die synaptischen Vernetzungen, welche mit dem Stirnhirn in Verbindung stehen. Entsprechend führen sie zur Regulation von Impulsivität, Aufmerksamkeit, Gedächtnis und Stimmung (Martinez-Raga et al. 2015).

Dabei zeigte sich bei Kindern und Jugendlichen eine gute Wirksamkeit sowohl als Monotherapie als auch, wenn die blutdrucksenkenden Mittel als Zusatztherapie bei Gabe von Stimulanzien eingesetzt wurden. Als unerwünschte Nebenwirkungen traten vermehrt Müdigkeit, Sedierung sowie Bradykardie und EKG-Veränderungen auf. Guanfacin bindet im Gegensatz zum Clonidin selektiv an postsynaptischen Alpha-2-Rezeptoren, was zu weniger Nebenwirkungen bei der Sedierung und der Blutdrucksenkung führt.

Eine systematische Übersichtsarbeit kam zu dem Ergebnis, dass bei Jugendlichen mit Störungen im Sozialverhalten und ADHS der Einsatz von Clonidin oder Guanfacin vielversprechend ist, wenngleich die Datenqualität bei Clonidin noch sehr spärlich ist (Pringsheim et al. 2015). Auch bei Erwachsenen mit ADHS zeigten sich erste Hinweise auf eine gute Verträglichkeit und Wirksamkeit von Guanfacin (Taylor et al. 2001). Hier ging die Aktivierung von postsynaptischen Alpha-2-Rezeptoren in Bereichen des Stirnhirns mit einer verbesserten Steuerung von emotionalen Impulsen durch Aktivierung von Netzwerken in frontalen und limbischen Hirnbereichen einher (Schulz et al. 2013). Untersuchungen zur Wirkung der Alpha-2-Agonisten bei ADHS und Sucht liegen bislang nicht vor. Im Tiermodell wurden erste positive Wirkungen von Guanfacin auf die durch Kokain verursachten Beeinträchtigungen in den Exekutivfunktionen, welche den Störungen bei ADHS entsprechen, gefunden (Terry et al. 2014). Da Guanfacin auch auf die glutamaterge Neurotransmission im Stirnhirn Einfluss hat und diese mit dem stressbedingten Verlangen bei Alkoholabhängigkeit in Verbindung gebracht wird, wurde im Tiermodell untersucht, ob sich die Gabe von Guanfacin auf den Alkoholkonsum auswirkt. Hier konnte bei Ratten gezeigt werden, dass Guanfacin eine dem Naltrexon, welches zur Behandlung der Alkoholabhängigkeit zugelassen ist, vergleichbare Wirkung zeigt (Fredriksson et al. 2015). Ob sich diese Ergebnisse auf den Menschen übertragen lassen, bleibt abzuwarten. Insgesamt erscheinen die Alpha-2-Agonisten vielversprechend in der Behandlung des ADHS, wenngleich sich aus den Nebenwirkungen Limitierungen für den Einsatz ergeben.

Vertiefung 1

Selegilin, ein MAO-B-Hemmer mit dopaminerger Wirksamkeit, wird zur Behandlung der Parkinson-Erkrankung eingesetzt. In Studien mit kleinen Fallzahlen hat der Wirkstoff im Vergleich zu Plazebo bei Kindern eine spezifische Wirkung auf die Aufmerksamkeit, das Lernen und Verarbeiten neuer Informationen sowie auf die Interaktionen innerhalb der Gleichaltrigengruppe gezeigt (Rubinstein et al. 2006). Bei Erwachsenen oder bei der Komorbidität von ADHS und Sucht ist der Wirkstoff nicht untersucht. Bei Kombination mit Opioiden kann es zu Interaktionen kommen, weshalb hier der Einsatz von Selegilin nicht zu empfehlen ist. Darüber hinaus darf Selegilin mit zahlreichen Substanzen, die im Rahmen des ADHS eingesetzt werden, nicht kombiniert werden.

Vertiefung 2

In wissenschaftlichen Leitlinien werden Behandlungsempfehlungen formuliert. An der Leitlinienentwicklung arbeiten Experten zusammen und bewerten die sogenannten Evidenzstärken von Untersuchungen. Dabei werden Evidenzstärken von I bis IV unterschieden. Bei Evidenz Ia und Ib handelt es sich um die robustesten Ergebnisse, deren Evidenz auf Metaanalysen randomisierter, kontrollierter Studien (Ia) oder mindestens auf einer randomisierten, kontrollierten Studie (Ib) beruht. Eine Evidenz Grad II liegt vor bei gut angelegten, kontrollierten bzw. experimentellen Studien ohne Randomisierung. Die Ergebnisse einer gut angelegten, nicht experimentellen deskriptiven Studie entsprechen dem Evidenzgrad III. Der Evidenzgrad IV liegt vor bei Berufung auf Expertenmeinungen oder Konsensus-Konferenzen.

Sowohl für die Behandlung des ADHS im Kindes- als auch im Erwachsenenalter liegen wissenschaftliche Leitlinien vor. Die meisten Studien der hier beschriebenen Medikamente für die Behandlung des ADHS im Erwachsenenalter erreichen Evidenzstärken zwischen Ia und IIa. Die Studienlage zur Wirksamkeit bei ADHS und Sucht ist noch spärlich. Jedoch erreichen auch hier die wenigen wissenschaftlichen Untersuchungen Evidenzstärken auf dem Niveau von IIb, kommen aber zu unterschiedlichen Ergebnissen, weshalb eindeutige Behandlungsempfehlungen nicht ausgesprochen werden können und der Einsatz der Medikamente eine individuelle Risiko-Nutzen-Abwägung unter Berücksichtigung von Zulassungen, Beeinträchtigungen durch Symptome und Nebenwirkungen sowie Wechselwirkungen und Compliance bleibt.

8.4 Nicht-medikamentöse Interventionen bei ADHS und Sucht im Erwachsenenalter

Sowohl bei Kindern (Hinshaw et al. 2015) als auch bei Erwachsenen (Philipsen et al. 2014) existieren multimodale Interventionsansätze für die Behandlung des ADHS. Dabei werden medikamentöse, psychotherapeutische, psychosoziale (Manos 2013) und psychoedukative Ansätze mit Trainings sowie Neurofeedbackmethoden kombiniert und wissenschaftlich auf ihre Effizienz hinsichtlich ihrer Verbesserung der ADHS-Symptome untersucht. Beim Übergang vom Kindes- in das Erwachsenenalter kommt es nicht selten zu einem Bruch in der Behandlung. Bezugspersonen und Bezugssysteme wechseln. Dies führt im Erwachsenenalter zu veränderten Zuständigkeiten, Verantwortlichkeiten und Fördermöglichkeiten.

135

Die Indikationen für eine Fortsetzung, Wiederaufnahme oder erste Behandlung im Erwachsenenalter ergeben sich aus der Symptomschwere, den Beeinträchtigungen im Alltag sowie zusätzlich vorliegenden psychischen Störungen. Neben den Leitlinien für das diagnostische und therapeutische Vorgehen ist hier die klinische Erfahrung bzw. ein abrufbares Expertenwissen für eine individualisierte Behandlung der Betroffenen von großer Bedeutung (Isensee et al. 2015). Auch bei der nicht-medikamentösen Behandlung stehen die Verbesserungen der Selbstregulation (Sonuga-Barke et al. 2007) mit Hemmung einschießender Impulse (Barkley 2012) sowie die Steuerung der Informationsverarbeitung und Reizfilterung (Sergeant 2005) im Vordergrund.

In zahlreichen wissenschaftlichen Untersuchungen erbrachten die *kognitiv-behavioralen oder Modifikationen der kognitiven Therapien* effiziente Linderungen der ADHS-Symptome bei Erwachsenen (Solanto et al. 2010). Besonders wirksam waren hier spezifische Trainingseinheiten, sogenannte Skills-Trainings, zur Verbesserung der Alltagsfunktionen, der Aufmerksamkeitsspanne, der Impulskontrolle und zur Förderung des Aufschiebens von belohnungsassoziiertem Verhalten (Emilsson et al. 2011; Safren et al. 2010; Philipsen et al. 2007; Hesslinger et al. 2002; Stevenson et al. 2002).

Im Rahmen der *Psychoedukation* wird mit den Betroffenen ein Bewusstsein für die Störung und die Symptome entwickelt. Die Techniken, welche Erwachsene mit ADHS zu »Spezialisten ihrer Erkrankung« machen, sind hinsichtlich der Reduktion der ADHS-spezifischen Symptome, aber auch in Bezug auf die Reduktion von Angst und Depression den kognitiv-behavioralen Therapieansätzen nicht unterlegen (Vidal et al. 2013).

Insgesamt ermöglichen alle psychotherapeutischen Ansätze das Erlernen und Umsetzen konkreter Strategien für eine funktionelle Alltagsgestaltung. Dies dient dazu, das Leiden der Betroffenen und ihres Umfeldes zu lindern und die Lebensqualität zu verbessern.

Ein Hindernis bei allen Behandlungen ist die sogenannte Haltequote. Krankheitsbedingt kommt es beim ADHS nicht selten vor, dass die Betroffenen Termine vergessen, verspätet erscheinen oder

Behandlungen bzw. Sitzungen aus Impulsen heraus abbrechen. Neben gruppentherapeutischen Ansätzen werden demzufolge insbesondere zur Individualisierung des Angebotes, aber auch bei zusätzlichen psychiatrischen Störungen Einzeltherapien bevorzugt.

Im Rahmen *multimodaler Behandlungsansätze* werden bei Jugendlichen und Erwachsenen mit ADHS sowohl achtsamkeitsbasierte Verfahren (Mitchell et al. 2013) als auch Neurofeedback-Trainings diskutiert (Butnik 2005).

Beim *Neurofeedback* werden Methoden verwendet, die die Gehirnaktivitäten in Echtzeit abbilden und so eine Rückmeldung über den Aufmerksamkeitszustand ermöglichen (Mayer et al. 2013). Diese in der Regel computergesteuerten Rückmeldungen der Gehirnaktivitäten bei standardisierten Aufgaben werden schließlich zum Training der Selbststeuerung genutzt (Mayer et al. 2015a). Dabei zeigten sich quantitative EEG-basierte Trainings wirkungsvoll für die Verbesserung der ADHS-spezifischen Symptome sowie von Depressionen und Schlafstörungen (Arns et al. 2012; Arns et al. 2014). Tiefere Hirnregionen, wie der Nucleus accumbens, welcher bei der Suchtentwicklung eine große Rolle spielt, werden mittels funktioneller Kernspintomografie in Echtzeit abgebildet, was wirkungsvoll im Sinne des Neurofeedbacks für Veränderungs- und Anpassungsprozesse genutzt werden kann (Greer et al. 2014). Auch nahinfrarotspektroskopische Methoden, in denen die Aktivitäten im Großhirnbereich abgeleitet werden, lieferten erste erfolgversprechende Ansätze zur Behandlung des ADHS im Erwachsenenalter mittels Neurofeedback (Mayer et al. 2015b).

Achtsamkeitsbasierte Verfahren wurden als körperorientierte Verfahren zur Stressregulation und zur gezielten Aufmerksamkeitslenkung entwickelt. Dabei steht das nicht bewertende Annehmen dessen, was im Augenblick ist, im Vordergrund. Fokussiert wird auf Körperwahrnehmungen mit Techniken der Entspannung, der Meditation und der Trance. Beim ADHS ergeben sich Hinweise auf Beeinträchtigungen der Achtsamkeit im Sinne einer mangelnden Selbststeuerung (Smalley et al. 2009). Nach einer Übersichtsarbeit war die Achtsamkeitsschulung der Familien von Kindern mit ADHS

137

wirksam hinsichtlich einer Verbesserung der Aufmerksamkeit des gesamten Systems, was dazu führte, die Therapieform als zusätzliche Behandlungsmaßnahme zu den evidenzbasierten Therapien aufzunehmen (Cassone 2015). Bei Jugendlichen und Erwachsenen ergaben Untersuchungen zu achtsamkeitsbasierten Verfahren im Gruppensetting eine Verbesserung der ADHS-spezifischen Symptome, insbesondere der Aufmerksamkeit und der Impulshemmung sowie depressiver Symptome (Zylowska et al. 2008; Philipsen et al. 2007). Im Erwachsenenalter zeigte das achtsamkeitsbasierte Meditations- und kognitive Training unabhängig von zusätzlichen medikamentösen oder psychosozialen Behandlungen Verbesserungen der ADHS-spezifischen Symptome, der Emotionsregulation und der Exekutivfunktionen (Schoenberg et al. 2014; Mitchell et al. 2013). Im Vergleich zum sogenannten Skills-Training zur Spannungsregulation lieferte der achtsamkeitsbasierte Ansatz deutlich bessere Ergebnisse bei der Reduktion der ADHS-spezifischen Symptome im Erwachsenenalter (Edel et al. 2014). Obwohl die Untersuchung von Edel und Mitarbeiter methodische Schwächen aufweist, zeigte sich ein Trend, der, so wird es diskutiert, für Subgruppen von Erwachsenen mit ADHS genutzt werden kann. Dementsprechend konnten mittels achtsamkeitsbasierter Verfahren nach Anpassungen an die Erfordernisse des ADHS im Erwachsenenalter deutliche Verbesserungen der Stimmung, der Aufmerksamkeit und der Lebensqualität der Betroffenen nachgewiesen werden (Bueno et al. 2015).

8.5 Klinische Erfahrungen bei der Behandlung von ADHS und Sucht

Bei der Behandlung der Komorbidität von ADHS und Sucht im Erwachsenenalter wird eine Kombination aus sucht- und psychotherapeutischer Behandlung mit Pharmakotherapie empfohlen unter

Berücksichtigung der Schwere der Suchterkrankung, zusätzlicher psychiatrischer Störungen und der zu erwartenden Interaktionen mit den Symptomen des ADHS (Wilens 2004). Obwohl ätiologisch der Beginn der Abhängigkeitserkrankung mit dem ADHS in Verbindung steht (Wilens et al. 2003), führt eine Linderung der ADHS-spezifischen Symptome nicht automatisch auch zu einer Verbesserung der süchtigen Verhaltensweisen. Es muss vielmehr davon ausgegangen werden, dass beide Störungsbilder nebeneinander bestehen und sich wechselseitig beeinflussen. Dementsprechend wird bei Betroffenen in Entzugsbehandlungen neben der diagnostischen Abklärung eine frühzeitige Pharmakotherapie der persistierenden ADHS-Symptome empfohlen (Wolf et al. 2006).

Hinsichtlich der therapeutischen Ansätze haben sich bei ADHS im Erwachsenenalter Einzel- und Gruppentherapien mit kognitiv- und dialektisch-behavioralen Ansätzen bewährt (Philipsen et al. 2008). Dementsprechend wurden für die Behandlung von Erwachsenen mit ADHS und Sucht angepasste Versionen der kognitiv-behavioralen Ansätze entwickelt (van Emmerik-van Oortmerssen et al. 2013). Ob bei der Komorbidität von ADHS noch weitere Interventionen wirksam sind, bleibt abzuwarten. Womöglich ergeben sich aus den Neurofeedbackmethoden Ansätze für nicht-medikamentöse Interventionen (Simkin et al. 2014). Darüber hinaus aktivierte die Behandlung mit Musik bei spezifischen genetischen Subgruppen das Belohnungssystem über Stimulation der Netzwerke zwischen Nucleus accumbens, mesolimbischen Strukturen und Stirnhirn (Blum et al. 2010), was, wenn es bei Kindern mit ADHS vor der Entwicklung einer Sucht eingesetzt wird, zu einer Verringerung der fehlgeleiteten Selbstmedikation beitragen könnte. Allerdings wurden diese Ansätze wissenschaftlich bislang nicht weiter untersucht.

Bei der ambulanten und stationären Behandlung von Erwachsenen mit ADHS und Sucht sind stets die Symptome führend, welche die Betroffenen am stärksten beeinträchtigen. Meist wird eine Entzugsbehandlung mit einer medikamentösen Behandlung des ADHS kombiniert. In einigen Fällen führt aber erst eine psychotherapeutische Behandlung des ADHS dazu, dass eine Entzugsbehandlung

wirkungsvoll durchgeführt werden kann. Dies ist individuell zu entscheiden. Wichtig ist, dass beide Störungsbilder unbedingt gemeinsam und zeitgleich in die Aufmerksamkeit der Behandlung rücken.
Eine multimodale und integrierte Behandlung verbessert schließlich
den Verlauf der beiden Einzelstörungen und trägt dazu bei, dass sich
die Verbesserungen positiv aufeinander auswirken.

Vertiefung

Die Einzeltherapie ermöglicht ein individuelles Eingehen auf den
Betroffenen. Bewährt hat sich ein modular aufgebautes kognitiv-
verhaltenstherapeutisches Therapieprogramm zur Unterstützung
der medikamentösen Behandlung des ADHS (Safren et al. 2009).
Individuell kann hier ein spezifisches Training zur Organisation
und Planung, zum Umgang mit Ablenkbarkeit, zur Emotionsregulation und zur kognitiven Umstrukturierung bei dysfunktiona-
lem Denken angeboten werden. Die Betroffenen lernen, analytisch
vorzugehen, Teilziele zu formulieren, Handlungspläne aufzustel-
len und umzusetzen sowie Aufgaben zu beginnen und zu Ende zu
bringen. Darüber hinaus erlernen die Betroffenen Methoden zur
Verlängerung ihrer individuellen Aufmerksamkeitsspanne und
zur Kontrolle von ablenkenden Faktoren sowie die Verwendung
von Gedächtnisstützen und Ritualen. Misserfolgserlebnisse können zu negativen Selbstannahmen führen, die automatisch ablau-
fen, wie z. B. »das schaffe ich nie«, »das ist zu schwer«. Derartige
sogenannte dysfunktionale Gedanken, welche bei ADHS häufig
vorkommen, werden durch angeleitetes Training identifiziert und
in funktionale Denkmuster überführt. Beim ADHS treten zudem
gehäuft heftige negative Emotionen wie Wut, Kränkungen oder
Ängste auf. Dies wird neurobiologisch auf eine übermäßige
Aktivierung der Amygdala im limbischen System zurückgeführt,
was sich hemmend auf die Funktion des Stirnhirns auswirkt. Dies
trägt zu Beeinträchtigungen der kognitiven Verarbeitung mit
Verwirrtheit, mangelnder Aufmerksamkeit und mangelnder Fähigkeit zum Ordnen der Gedanken sowie zum Auftreten von Erin-

nerungslücken bei. Wichtig ist die Wiederherstellung einer emotionalen Distanz durch Stärkung der Funktionen des präfrontalen Kortex, was durch kognitive Analyse der als belastend erlebten Emotionen und deren Neubewertungen erfolgt.

Insgesamt sollen durch die Verhaltenstherapie der Erwachsenen mit ADHS die Erfolgserlebnisse gefördert werden, was wiederum das Selbstwertgefühl steigert, die Integration in den sozialen Alltag erleichtert, Angstgefühle reduziert und Gefühle vermittelt, dazuzugehören und kompetent zu sein. Die Betroffenen können allmählich ihr individuelles Leistungspotential ausschöpfen und automatisierte Grundannahmen über sich, die mit Entwertung und Misserfolg einhergehen, ablegen, was zu einer Stimmungsstabilisierung beiträgt sowie Scham- und Schuldgefühle vermindert.

Ein Vorteil des Programms ist der modulare Aufbau. Je nach Notwendigkeit können mit den Betroffenen spezifische Sitzungen – auch mehrfach – durchgeführt werden, wodurch sich die Langzeitergebnisse verbessern lassen (Huang et al. 2015).

9

Präventive Ansätze bei ADHS und Sucht

Aus einer neurobiologischen Perspektive tragen genetische Veränderungen sowohl zu den Symptomen des ADHS als auch zu zahlreichen weiteren Störungsbildern, wie der Sucht, bei (Gold et al. 2014). Die klinischen Auffälligkeiten des ADHS treten bereits in der frühen Kindheit auf. Das Risiko für eine Suchtentwicklung ergibt sich aus den spezifischen Symptomen des ADHS ebenso wie aus den im Entwicklungsverlauf häufig auftretenden Misserfolgserlebnissen, den Beeinträchtigungen im Alltag und in den sozialen Beziehungen sowie durch zusätzliche psychiatrische Störungen.

Präventive Ansätze setzen vor der Entwicklung von Störungsbildern an. Im Falle von ADHS und Sucht bedeutet dies allgemein, dass bei einer Diagnose des ADHS in der Kindheit frühe Aufklärungen über die Zusammenhänge zwischen ADHS und Suchtentwicklung erfolgen sollten.

Bei der sogenannten universellen Prävention wird das Gesundheitsbewusstsein der Allgemeinbevölkerung gefördert. Da es üblicherweise im Kindes- und Jugendlichenalter zu einem Probierkonsum psychotroper Substanzen kommt, ist dies die Hauptzielgruppe dieser Form der Prävention. Ziel ist es insgesamt, die Verantwortung im Umgang mit Suchtmitteln zu stärken und den Beginn eines regelmäßigen Konsums psychotroper Substanzen zu verhindern. Dabei setzt die »Verhaltensprävention« direkt am Verhalten der Zielgruppe an, d. h. es geht um Verhaltensänderungen im Hinblick auf eine gesunde Lebensführung mit ausreichend Bewegung, guter Ernährung, etc. Die »Verhältnisprävention« schließlich bezieht sich auf die Anpassung gesellschaftlicher Strukturen, um die Gesundheit positiv beeinflussen zu können, z. B. die Verringerung von Krankheitsrisiken durch Regeln oder Verbote, etwa kein Alkoholausschank in Betrieben oder rauchfreie Arale, z. B. auf dem Schulhof. Insgesamt gilt es, insbesondere Jugendlichen den Zugang zu Suchtmitteln zu erschweren, ihnen ein Modell für eine gesundheitsbewusste Lebensführung zu bieten und Angebote für die Förderung von Jugendlichen und jungen Erwachsenen im Hinblick auf einen verantwortungsvollen Gebrauch psychotroper Substanzen zu unterstützen.

Hauptzielgruppe der *selektiven Prävention* ist die gefährdete Risikogruppe. Im Falle des ADHS sind dies Betroffene und vor allem solche mit persistierenden Symptomen, welche ein erhöhtes Suchtrisiko in sich tragen, jedoch noch unauffällig sind. Dabei erhöht sich das Suchtrisiko, wenn weitere Auffälligkeiten hinzukommen, wie z. B. Selbstwertstörungen, Leistungsversagen oder Störungen im Sozialverhalten. Im Rahmen der selektiven Prävention können hier gezielte Screening- und Fördermaßnahmen einen großen Beitrag zur Verringerung der Suchtentwicklung leisten.

Die *indizierte Prävention* richtet sich an Personen mit deutlichem Risikoverhalten. Das sind Personen, im Falle von ADHS insbesondere Heranwachsende, mit entsprechender Symptomatik, die aufgrund ihres regelmäßigen Konsums von psychotropen Substanzen gefährdet sind, eine Abhängigkeit zu entwickeln. Die Inhalte moderner Präventionsarbeit sind demzufolge, Erkenntnisse über den wissenschaftlichen Stand von Risikofaktoren zu erhalten und daraus Methoden für eine Früherkennung von riskanten Verhaltensweisen ebenso wie Programme für ein gesundheitsbewusstes Leben abzuleiten. Im Falle von ADHS können die multimodalen Therapieansätze mit Kombination von medikamentöser und psychotherapeutischer Behandlung dazu dienen, die Risiken zu minimieren, im Sinner einer fehlgeleiteten Selbstmedikation an einer Sucht zu erkranken. Gesundheitspolitik und öffentliche Träger sind meist für die Finanzierung dieser Formen der Prävention zuständig. Letztlich sind die Maßnahmen für die selektive und indizierte Prävention eng verzahnt.

10

Ausblick

ADHS im Erwachsenenalter ist eine klinische Realität. Häufig haben die Betroffenen bis zur Entwicklung einer Suchterkrankung bereits lange Leidenswege zurückgelegt. Seit der Kindheit haben Erwachsene mit ADHS die Symptome und die Misserfolge als Teil ihrer Persönlichkeit und ihres Lebens wahrgenommen und sich, wie alle Menschen, im Entwicklungsverlauf so gut als möglich angepasst. Eine frühzeitige Diagnostik und Therapie bereits ab dem Kindesalter stellen die besten präventiven Ansätze zur Verhütung von Folgeerscheinungen im Zusammenhang mit den Symptomen des ADHS dar. Dabei gilt es, eine frühe medikamentöse Behandlung gut in ihrem Für und Wider, beispielsweise zur Risikominimierung einer Sucht, abzuwägen. Dabei stellt das Suchtpotenzial der Stimulanzien ebenso ein Risiko dar wie der Einfluss der Medikamente auf den kindlichen, sich entwickelnden Organismus und die sich daraus ergebenden Konsequenzen.

Die Entwicklung der Sucht steht in der Regel bei Adoleszenten und Erwachsenen mit ADHS im Zusammenhang mit einer fehlgeleiteten Selbstmedikation. Eine konsequente medikamentöse Behandlung ab dem Kindesalter ist geeignet, das Risiko der Sucht zu senken, da sich die Sucht üblicherweise erst ab dem Adoleszentenalter über den Probierkonsum und den regelmäßigen Konsum entwickelt. Letztlich tragen jedoch zahlreiche Faktoren zur Entwicklung der Sucht bei. Hier sind insbesondere Störungen im Sozialverhalten und Misserfolgserlebnisse zu nennen.

Hat sich neben dem ADHS eine Sucht entwickelt, so sind im weiteren Verlauf beide Störungsbilder gleichzeitig bzw. verzahnt zu berücksichtigen. Leider existieren weder für die medikamentöse noch für die psychotherapeutische Behandlung gute Ansätze für die Behandlung der komorbiden Störung von ADHS und Sucht. Mittel der ersten Wahl bei der Behandlung von ADHS im Erwachsenenalter sind die Stimulanzien. Bestehen ADHS und Abhängigkeitserkrankungen, so ist der Einsatz von Stimulanzien sorgfältig abzuwägen, da diese als Betäubungsmittel ein eigenes Suchtpotenzial aufweisen und entsprechend missbraucht werden können. Eine weitere Hürde besteht in der Limitierung der Zulassung bzw. der Kassenvergütungen der sich als evident erwiesenen Medikamente bei Erwachsenen mit ADHS und besonders bei der Komorbidität von ADHS und Sucht.

Zusammenfassend ist demnach die Behandlung des ADHS und der Komorbidität von ADHS und Sucht eine individuelle und komplexe Angelegenheit. Grundlage für die multimodalen Behandlungsansätze sind die neurobiologischen Veränderungen in verschiedenen Netzwerken des Gehirns, die sowohl beim ADHS als auch bei der Sucht zu Beeinträchtigungen führen. Dabei ist heute bekannt, dass eine Aktivierung der gestörten Hirnkreisläufe nicht nur durch medikamentöse Behandlung, sondern auch durch kognitiv-verhaltenstherapeutische Interventionen, Neurofeedbackmethoden oder achtsamkeitsbasierte Verfahren erfolgen kann. Eine Veränderung der

Lebensführung, sportliche Aktivitäten sowie Musik oder Nahrungs-
ergänzungsmittel sind ebenfalls geeignet, die Symptome des ADHS zu
lindern.

Somit existieren zahlreiche erfolgversprechende Behandlungsme-
thoden bei Erwachsenen mit ADHS und bei der Komorbidität von
ADHS mit Sucht. Hier sind Kliniker und Wissenschaftler gefordert,
die Behandlungsansätze zu verfeinern und gegebenenfalls mittels
bildgebender oder anderer darstellender Verfahren einen Beitrag zu
einer individuellen Einschätzung der Lokalisation der Beeinträchtigungen zu leisten, sodass hier gezielt eingegriffen werden kann.

Zu guter Letzt sollte noch erwähnt werden, dass eine gute emotionale und empathische Beziehung zwischen Therapeut und Patient
besonders wichtig ist, um den Behandlungserfolg zu sichern. Dies vor
allem, wenn die Betroffenen Termine absagen, zu spät kommen oder
erlernte Verhaltensstrategien nicht umsetzen, manchmal auch, weil
sie das, was sie im Rahmen des ADHS als Symptome bei sich erlebt
haben, bereits so lange in ihrem Leben mit sich herumtragen, dass
Veränderungen Angst machen und entsprechend Zeit benötigen.

Alexa kann sich nicht zur medikamentösen Behandlung des ADHS
durchringen. Sie ist bereits Ende 40 und hat ihr Leben lang mit den
Symptomen des ADHS gelebt. Diese gehören zu ihr. Als Kind
konnte sie nicht still sitzen, hat Leistungssport betrieben. Immer
wieder waren die Symptome der mangelnden Impulskontrolle
dominierend. Dies trug dazu bei, dass sie das Essen nicht kontrollieren konnte und alles in sich hineinstopfte, bis sie überge-
wichtig wurde. Zwar hat sie heute wieder ein normales Gewicht,
aber wiederholt kommt es zum Heißhunger auf Brot und Nudel-
gerichte. Im jungen Erwachsenenalter hat sie begonnen, Alkohol
zu konsumieren. Insbesondere am Abend hat ihr das Glas Wein
gedient, die Gedanken, die sie aus eigener Energie nicht stoppen
konnte, zu bremsen, die Spannung wieder runterzuregulieren. Und
schließlich hat sich eine Alkoholabhängigkeit entwickelt. Im Verlauf kam es wiederholt zu Kontrollverlusten beim Konsum und zu
Fehltagen am Arbeitsplatz. Alexa schaffte es aber immer wieder,

»die Kurve zu bekommen« und ihre Arbeitsstelle zu erhalten, obwohl es ihr meist schwer fiel, die langweiligen Arbeiten im Projekt zu erledigen. Sie hat immer wieder »auf den letzten Drücker« mit der Arbeit begonnen. Emotional war dies maximal belastend. Und trotz besseren Wissens passierte es ihr immer wieder, dass sie viel zu spät mit der Erledigung einer Arbeit anfing. Dann arbeitete sie Tag und Nacht, um die Aufgaben noch fristgerecht abliefern zu können. Und natürlich hat sie in diesen Zeiten auch vermehrt Alkohol zur Spannungsregulation konsumiert. Mit Alexa wurde der Einsatz von Stimulanzien besprochen. Diese sollten vor allem der Verbesserung der Impulskontrolle dienen. Effekte wurden nicht nur im Hinblick auf den Alkoholkonsum, sondern auch im Hinblick auf die Kontrolle von negativem Gedankenkreisen, zur Erleichterung der Motivation und des Beginns einer anfallenden Arbeit sowie zur Förderung des Durchhaltevermögens, da sie ablenkende Reize besser kontrollieren könnte, erwartet. Alexa willigte ein und nahm das Medikament einen Tag lang. Sie brach ab mit der Begründung, dass die Medikation keinen Nutzen bringe. Es fiel auf, dass sie nicht bereit war, ihr dysfunktionales Muster aufzugeben. Sie war es gewohnt, die projektbezogenen Aufgaben so lange vor sich her zu schieben, bis die Abgabe unmittelbar bevor stand. Dann kamen die Panikattacken, dass sie es nicht schaffen werde. Und dann arbeitete Alexa Tage und Nächte an der Umsetzung, um das Projekt schließlich zwar fristgerecht, aber unter größter emotionaler Belastung zu beenden. Dieses Muster zu verlassen, würde für sie bedeuten, einen Teil von sich selbst aufzugeben. Mithilfe einer reflektierenden Psychotherapie gelang es Alexa schließlich, die Angst vor der Veränderung zu überwinden und infolge der Medikation mit Methylphenidat mit Leichtigkeit und emotional unbelastet Projektarbeiten aufzunehmen und umzusetzen. Dies förderte nicht nur ihr Selbstbewusstsein, sondern trug auch dazu bei, allmählich den Alkoholkonsum senken und schließlich ganz aufgeben zu können.

Literatur

Adisetiyo V, Jensen JH, Tabesh A, Deardorff RL, Fieremans E, Di Martino A, Gray KM, Castellanos FX, Helpern JA (2012) Multimodal MR imaging of brain iron in attention deficit hyperactivity disorder: a noninvasive biomarker that responds to psychostimulant treatment? Radiology 272: 524–532.

Adler L, Dietrich A, Reimherr FW, Taylor LV, Sutton VK, Bakken R, Allen AJ, Kelsey D (2006) Safety and tolerability of once versus twice daily atomoxetine in adults with ADHD. Ann Clin Psychiatry 18: 107–113.

Adler LA, Spencer T, Brown TE, Holdnack J, Saylor K, Schuh K, Trzepacz PT, Williams DW, Kelsey D (2009) Once-daily atomoxetine for adult attention-deficit/hyperactivity disorder: a 6-month, double-blind trial. J Clin Psychopharmacol 29: 44–50.

Adler LA, Alperin S, Leon T, Faraone S (2014) clinical effects of lisdexamfetamine and mixed amphetamine salts immediate release in adult ADHD: results of a crossover design clinical trial. Postgrad Med. 126: 17–24.

Aharonovich E, Hasin DS, Brooks AC, Liu X, Bisaga A, Nunes EV (2006) Cognitive deficits predict low treatment retention in cocaine dependent patients. Drug Alcohol Depend 81: 313–322.

Akutagava-Martins GC, Salatino-Oliveira A, Kieling CC, Rohde LA, Hutz MH (2013) Genetics of attention-deficit/hyperactivity disorder: current findings and future directions. Expert Rev Neurother 13: 435–45.

Alemany S, Ribases M, Vilor-Tejedor N, Bustamante M, Sanchez-Mora C, Bosch R, Richarte V, Cormand B, Casas M, Ramos-Quiroga JA, Sunver J (2015) New suggestive genetic loci and biological pathways for attention function in adult attention-deficit/hyperactivity disorder. Am J Med Genet B Neuropsychiatr Genet doi: 10.1002/ajmg.b.32341.

Almeida Montes LG, Ricardo-Garcell J, Barajas De La Torre LB, Prado AH, Martinez Garcia RB, Fernandez-Bouzas A, Avila Acosta D (2010) Clinical correlations of grey matter reductions in the caudate nucleus of adults with attention deficit hyperactivity disorder. J Psychiatry Neurosci 35: 238–246.

Amico F, Stauber J, Koutsouleris N, Frodl T (2011) Anterior cingulate cortex gray matter abnormalities in adults with attention deficit hyperactivity disorder: a voxel-based morphometry study. Psychiatry191: 31–35.

American Psychiatric Association (2013) Diagnostic and Statistical Manual for Mental Disorders. Washington, DC: American Psychiatric Association Press.

Amiri S, Farhang S, Ghoreishizadeh MA, Malek A, Mohammadzadeh S (2012) Double-blind controlled trial of venlafaxine for treatment of adults with attention deficit/hyperactivity disorder. Hum Psychopharmacol. 27: 76–81.

Arabgol F, Panaghi L, Begrani P (2009) Reboxetine versus methylphenidate in treatment of children and adolescents with attention deficit-hyperactivity disorder. Eur Child Adolesc Psychiatry 18: 53–59.

Arias AJ, Gelernter J, Chan G, Weiss RD, Brady KT, Farrer L, Kranzler HR (2008) Correlates of co-occurring ADHD in drug-dependent subjects: prevalence and features of substance dependence and psychiatric disorders. Addict Behav 33: 1199–207.

Arns M, Drinkenburg W, Leon Kenemans J (2012) The effects of QEEG-informed neurofeedback in ADHD: an open-label pilot study. Appl Psychophysiol Biofeedback 37: 171–180.

Arns M, Feddema I, Kenemanns JL (2014) Differential effects of theta/beta and SMR neurofeedback in ADHD on sleep onset latency. Front Hum Neurosci 8: 1019. doi: 10.3389/fnhum.2014.01019. eCollection 2014.

Arnsten AF, Rubia K (2012) Neurobiological circuits regulating attention, cognitive control, motivation, and emotion: disruptions in neurodevelopmental psychiatric disorders. J Am Acad Child Adolesc Psychiatry 51: 356–67.

Asherson P, Young AH, Eich-Höchli D, Moran P, Porsdal V, Deberdt W (2014a) Differential diagnosis, comorbidity, and treatment of attention-deficit/hyperactivity disorder in relation to bipolar disorder or borderline personality disorder in adults. Curr Med Res Opin 30: 1657–1672.

Asherson P, Bushe C, Saylor K, Tanaka Y, Deberdt W, Upadhyaya H (2014b) Efficacy of atomoxetine in adults with attention deficit hyperactivity disorder: an integrated analysis of the complete database of multicenter placebo-controlled trials. J Psychopharmacol 28: 837–46.

Banerjee E, Nandagopal K (2015) Does serotonin deficit mediate susceptibility to ADHD? Neurochem Int 82: 52–68.

Barkley RA, Fischer M, Smallish L, Fletcher K (2003) Does the treatment of attention-deficit/hyperactivity disorder with stimulants contribute to drug use/abuse? 13-year prospective study. Pediatrics 111: 97–109.

Barkley RA (2006) Attention deficit hyperactivity disorder: a handbook for diagnosis and treatment. New York: Guilford Press.

Barkley RA, Fischer M, Smallish L, Fletcher K (2006a) Young adult outcome of hyperactive children: adaptive functioning in major life activities. J Am Acad Child Adolesc Psychiatry 45: 192–202.

Barkley RA, Smith KM, Fischer M, Navia B (2006b) An examination of the behavioral and neuropsychological correlates of three ADHD candidate gene polymorphisms (DRD4 7þ, DBHTaqI A2, and DAT1 40 bp VNTR) in hyperactive and normal children followed to adulthood. Am J Med Genet B 141: 487–498.

Barkley RA, Murphy KR, Fischer M (2008) ADHD in Adults: What the Science Says. New York: Guilford Press.

Barkley RA (2012) The Executive Functions: What They Are, How They Work, and Why They Evolved. New York: Guilford Press.

Beer B, Erb R, Pavlic M, Ulmer H, Giacomuzzi S, Riemer Y, Oberacher H (2013) Association of polymorphisms in pharmacogenetic candidate genes (OPRD1, GAL, ABCB1, OPRM1) with opioid dependence in European population: a case-control study PLoS One. Sep;8: e75359 eCollection

Bello NT (2015) Clinical utility of guanfacine extended release in the treatment of ADHD in children and adolescents. Patient Prefer Adherence 30: 877–885.

Berlin I, Hu MC, Cobey LS, Winhusen T (2012) Attention-deficit/hyperactivity disorder (ADHD) symptoms, craving to smoke, and tobacco withdrawal symptoms in adult smokers with ADHD. Drug Alcohol Depend 124: 268–273.

Biederman J, Swanson JM, Wigal SB, Boellner SW, Earl CQ, Lopez FA (2006) A comparison of once-daily and divided doses of modafinil in children with attention-deficit/hyperactivity disorder: a randomized, double-blind, and placebo-controlled study. J Clin Psychiatry 67: 727–735.

Biederman J, Mick E, Spencer T, Surman C, Faraone SV (2012) Is response to OROS-methylphenidate treatment moderated by treatment with antidepressants or psychiatric comorbidity? A secondary analysis from a large randomized double blind study of adults with ADHD. CNS Neurosci Ther 18: 126–132.

Biederman J, Makris N, Valera EM, Monuteaux MC, Goldstein JM, Buka S, Boriel DL, Brandyopadhyay S, Kennedy DN, Caviness VS, Bush G, Aleardi M, Hammerness P, Faraone SV, Seidman LJ (2008) Toward further understanding of the co-morbidity between attention deficit hyperactivity disorder and bipolar disorder: a MRI study of brain volumes. Psychol Med 38: 1045–1056.

Biederman J, Petty C, Spencer TJ, Woodworth KY, Bhide P, Zhu J, Faraone SV (2014) Is ADHD a risk for posttraumatic stress disorder (PTSD)? Results from a large longitudinal study of referred children with and without ADHD. World J Biol Psychiatry 15: 49–55.

Bilodeau M, Simon T, Beauchamp MH, Lespérance P, Dubreucq S, Dorée JP, Tourjman SV (2014) Duloxetine in Adults with ADHD: A Randomized, Placebo-Controlled Pilot Study. J Atten Disord. 18: 169–75.

Blum K, Chen TJ, Chen AL, Madigan M, Downs BW, Waite RL, Braveman ER, Kerner M, Bowirrat A, Giordano J, Henshaw H, Gold MS (2010) Do dopaminergic gene polymorphisms affect mesolimbic reward activation of music listening response? Therapeutic impact on Reward Deficiency Syndrome (RDS). Med Hypotheses 74: 513–520.

Böning J (1994) Warum muss es ein Suchtgedächtnis geben? Klinische, empirische und neurobiologissche Argumente. Sucht 40: 244–252.

Boonstra AM, Kooij JJ, Buitelaar JK, Oosterlaan J, Sergeant JA, Heister JG, Franke B (2008) An exploratory study of the relationship between four candidate genes and neurocognitive performance in adult ADHD. Am J Med Genet B 147: 397–402.

Bozkurt H, Coskun M, Ayaydin H, Adak I, Zoroglu SS (2013) Prevalence and patterns of psychiatric disorders in referred adolescents with Internet addiction. Psychiatry Clin Neurosci. 67: 352–9.

Bright GM (2008) Abuse of medications employed for the treatment of ADHD: results from a large-scale community survey Medscape J Med 10: 111.

Bron TI, Bijlenga D, Marije Boonstra A, Breuk M, Pardoen WF, Beekman AT, Sandra Kooij JJ (2014) OROS-methylphenidate efficacy on specific executive functioning deficits in adults with ADHD: A randomized, placebo-controlled cross-over study. Eur Neuropsychopharmacol. pii: S0924-977X(14)00019-4.

Bueno VF, Kozasa EH, da Silva MA, Alves TM, Luza MR, Pompeia S (2015) Mindfulness meditation improves mood, quality of life, and attention in adults with attention deficit hyperactivity disorder. Biomed Res Int. doi: 10.1155/2015/962857. Epub 2015 Jun 7.

Bushe CJ, Savill NC (2013) Suicide related events and attention deficit hyperactivity disorder treatments in children and adolescents: a meta-analysis of atomoxetine and methylphenidate comparator clinical trials. Child Adolesc Psychiatry Ment Health 7: 19.

Butnik SM (2005) Neurofeedback in adolescents and adults with attention deficit hyperactivity disorder. J Clin Psychol 6: 621–625.

Bymaster FP, Katner JS, Nelson DL, Helmrick-Luecke SK, Threlkeld PG, Heiligenstein JH, Morin SM, Gehlert DR, Perry KW (2002) Atomoxetine increases extracellular levels of norepinephrine and dopamine in prefrontal cortex of rat: a potential mechanism for efficacy in attention deficit/hyperactivity disorder. Neuropsychopharmacology 27: 699–711.

Carlson GA, Dunn D, Kelsey D, Ruff D, Ball S, Ahrbecker L, Allen AJ (2007) A pilot study for augmenting atomoxetine with methylphenidate: safety of concomitant therapy in children with attention- deficit/hyperactivity disorder. Child Adolesc Psychiatry Ment Health 1: 10.

Carpentier PJ, Arias Vasquez A, Hoogman M, Onnink M, Kan CC, Kooij JJ, Makkinje R, Iskandar S, Kiemeney LA de Jong CA, Franke B, Buitelaar JK (2013) Shared and unique genetic contributions to attention deficit/hyperactivity disorder and substance use disorders: a pilot study of six candidate genes. Eur Neuropsychopharmacol 23: 448–57.

Cassone AR 2015 Mindfulness training as an adjunct to evidence-based treatment for ADHD within families. J Atten Disord 19: 147–157.

Castaneda R, Sussman N, Levy R, Trujillo M (1999) A Treatment Algorithm for Attention Deficit Hyperactivity Disorder in Cocaine-Dependent Adults: A One-Year Private Practice Study with Long-Acting Stimulants, Fluoxetine, and Bupropion. Subst Abus. 20: 59–71.

Castells X, Ramos-Quiroga JA, Bosch R, Nogueira M, Casas M (2013) Treatment discontinuation with methylphenidate in adults with attention deficit hyperactivity disorder: a meta-analysis of randomized clinical trials. Eur J Clin Pharmacol 69: 347–56.

Castells X, Ramos-Quiroga JA, Bosch R, Noqueira M, Casas M (2011) Amphetamines for Attention Deficit Hyperactivity Disorder (ADHD) in adults. Cochrane Database Syst Rev 15: CD007813. doi: 10.1002/14651858. CD007813.pub2.

Citome L (2015) Lisdexamfetamine for binge eating disorder in adults: a systematic review of the efficacy and safety profile for this newly approved indication – what is the numer needed to treat, number needed to harm and likelihood to be helped or harmed? Int J Clin Pract 69: 410–421.

Chantiluke K, Barrett N, Giampietro V, Brammer M, Simmons A, Murphy DG, Rubia K (2014a) Inverse Effect of Fluoxetine on Medial Prefrontal Cortex Activation During Reward Reversal in ADHD and Autism. Cereb Cortex 25: 1757–1770.

Chantiluke K, Christakou A, Murphy CM, Giampietro V, Daly EM, Ecker C, Brammer M, Murphy DG, Rubia K (2014b) Disorder-specific functional abnormalities during temporal discounting in youth with Attention Deficit Hyperactivity Disorder (ADHD), Autism and comorbid ADHD and Autism. Psychiatry Res 223: 113–120.

Chou WJ, Liu TL, Yang P, Yen CF, Hu HF (2015) Multi-dimensional correlates of Internet addiction symptoms in adolescents with attention-deficit/hyperactivity disorder. Psychiatry Res. 225: 122–8.

Christakou A, Murphy CM, Chantiluke K, Cubillo AI, Smith AB, Giampietro V, Daly E, Ecker C, Robertson D, Murphy DG, Rubia K (2013) Disorder-specific functional abnormalities during sustained attention in youth with Attention

Deficit Hyperactivity Disorder (ADHD) and with Autism. Mol Psychiatry 18: 236–244.

Clemow DB, Walker DJ (2014) The potential for misuse and abuse of medications in ADHD: a review. Postgrad Med 126: 64–81.

Cloninger CR, Sigvardsson S, Bohman M (1988) Childhood personality predicts alcohol abuse in young adults. Alcohol Clin Exp Res 12: 494–505.

Conners CK, Casat CD, Gualtieri CT, et al.(1996) Bupropion hydrochloride in attention deficit disorder with hyperactivity. J Am Acad Child Adolesc Psychiatry 35: 1314–1321.

Connor DF, Fletcher KE, Swanson JM (1999) A meta-analysis of clonidine for symptoms of attention-deficit /hyperactivity disorder. J Am Acad Child Adolesc Psychiatry 38: 1551–1559.

Conners CK, Erhardt D, Sparrow E (1999) Conners´ Adult ADHD Rating Scales (CAARS). Multi-Health Systems, North Tonawanda, NY.

Cortese S, Kelly C, Chabernaud C, Proal E, Di Martino A, Milham MP, Castellanos FX (2012a) Toward systems neuroscience of ADHD: a meta-analysis of 55 fMRI studies. Am J Psychiatry 169: 1038–55.

Cortese S, Azoulay R, Castellanos FX, Chalard F, Lecendreux M, Chechin D, Delorme R, Sebag G, Sbarbati A, Mouren MC, Bernardina BD, Konofal E (2012b) Brain iron levels in attention-deficit/Hyperactivity disorder: a pilot MRI study. World J Biol Psychiatry 13: 223–231.

Cortese S, Angriman M (2014) Attention-deficit/hyperactivity disorder, iron deficiency, and obesity: is there a link? Postgrad Med 126: 155–170.

Crunelle CL, van den Brink W, Veltman DJ, van Emmerik-van Oortmerssen K, Dom G, Schoevers RA, Booij J (2013) Low dopamine transporter occupancy by methylphenidate as a possible reason for reduced treatment effectiveness in ADHD patients with cocaine dependence. Eur Neuropsychopharmacol 23: 1714–23.

Cunill R, Castells X, Tobias A, Capella D (2015) Pharmacological treatment of attention deficit hyperactivity disorder with co-morbid drug dependence. J Psychopharmacol 29: 15–23.

Daviss WB, Birmaher B, Diler RS, Mintz J (2008) Does pharmacotherapy for attention-deficit/hyperactivity disorder predict risk of later major depression? J Child Adolesc Psychopharmacol 18: 257–64.

De Sousa A, Kalra G (2012) Drug therapy of attention deficit hyperactivity disorder: current trends. Mens Sana Monogr 10: 45–69.

de Zeeuw P, Zwart F, Schrama R, van Engeland H, Durston S (2012) Prenatal exposure to cigarette smoke or alcohol and cerebellum volume in attention-deficit/hyperactivity disorder and typical development. Transl Psychiatry 62: e84. doi: 10.1038/tp.2012.12.

Dürsteler KM, Berger EM, Strasser J, Caflisch C, Mutschler J, Herdener M, Vogel M (2015) Clinical potential of methylphenidate in the treatment of cocaine addiction: a review oft he current evidence. Subst Abuse Rehabil 6: 61–74.

Durell TM, Adler LA, Williams DW, Deldar A, McGough JJ, Glaser PE, Rubin RL, Pigott TA, Sarkis EH, Fox BK (2013) Atomoxetine treatment of attention-deficit/hyperactivity disorder in young adults with assessment of functional outcomes: a randomized, double-blind, placebo-controlled clinical trial. J Clin Psychopharmacol 33: 45–54.

Dick DM, Bierut, L, Hinrichs, A, Fox, L, Bucholz, KK, Kramer J, Foroud T (2006) The role of GABRA2 in risk for conduct disorder and alcohol and drug dependence across developmental stages. Behavior Genetics 36: 577–590.

Dick DM, Aliev F, Wang JC, Grucza RA, Schuckit M, Kuperman S, Goate A (2008) Using dimensional models of externalizing psychopathology to aid in gene identification. Archives of General Psychiatry 65: 310–318.

Dopheide JA, Pliszka SR (2009) Attention-deficit-hyperactivity disorder: an update. Pharmacotherapy 29: 656–79.

Ebert D, Krause J, Roth-Sackenheim C (2003) ADHD in adulthood-guidelines on expert consensus with GPPN support. Nervenarzt 74: 939–946.

Edel MA, Hölter T, Wassink K, Juckel G (2014) A comparison of mindfulness-based group training and skills group training in adults with ADHD: an open study. J Atten Disord 2014 Oct 9. pii: 1087054714551635. Epub ahead of print.

Edwards AC, Kendler KS (2012) Twin study of the relationship between adolescent attention-deficit/hyperactivity disorder and adult alcohol dependence. J Stud Alcohol Drugs 73: 185–94.

Emilsson B, Gudjonsson G, Sigurdsson JF, Baldursson G, Einarsson E, Olafsdottir H (2011) Cognitive behaviour therapy in medication-treated adults with ADHD and persistent symptoms: a randomized controlled trial. BMC Psychiatry 11: 116.

Ermer JC, Adeyi BA, Pucci ML (2010) Pharmacokinetic variability of long-acting stimulants in the treatment of children and adults with attention-deficit hyperactivity disorder. CNS Drugs 24: 1009–1025.

Faraone SV, Biederman J, Monuteaux MC (2000) Toward guidelines for pedigree selection in genetic studies of attention deficit hyperactivity disorder. Genet Epidemiol 18: 1–16.

Faraone SV, Spencer T, Aleardi M, Pagano C, Biederman J (2004) Meta-Analysis of the efficacy of methylphenidate for treating adult attention-deficit-hyperactivity disorder. J Clin Psychopharmacol 24: 24–29.

155

Faraone SV, Biederman J, Mick E (2006) The age-dependent decline of attention deficit hyperactivity disorder: a meta-analysis of followup studies. Psychol Med 36: 159–165.

Faraone SV, Glatt SJ (2010) A comparison of the efficacy of medications for adult attention-deficit/hyperactivity disorder using meta-analysis of effect sizes. J Clin Psychiatry 71: 754–763.

Fayyad J, De Graaf R, Kessler RC, Alonso J, Angermeyer M, Demyttenaere K, De Girolamo G, Haro JM, Karam EG, Lara C, Lepine JP, Ormel J, Posada-Villa J, Zaslavsky AM, Jin R (2007) Cross-national prevalence and correlates of adult attention-deficit hyperactivity disorder. Br J Psychiatry 190: 402–9.

Findling RL, Dinh S (2014) Transdermal Therapy for Attention-Deficit Hyperactivity Disorder with the Methylphenidate Patch (MTS). CNS Drugs 28: 217–28.

Fijal BA, Buo Y, Li SG, Ahl J, Goto T, Tanaka Y, Nisenbaum LK, Upadhyaya HP (2015) CYP2D6 predicted metabolizer status and safety in adult patients with attention-deficit hyperactivity disorder participating in a large placebo-controlled atomoxetine maintenance of response clinical trial. J Clin Pharmacol Apr 28. doi: 10.1002/jcph.530. Epub ahead of print.

Fond G, Guillaume S, Jaussent I, Beziat S, Macgregor A, Bernard P, Courtet P, Bailly D, Quantin X (2015) Prevalence and Smoking Behavior Characteristics of Nonselected Smokers With Childhood and/or Adult Self-Reported ADHD Symptoms in a Smoking-Cessation Program: A Cross-Sectional Study. J Atten Disord 19: 293–300.

Fosco WD, Hawk LW Jr, Rosch KS, Bubnik MG (2015) Evaluating cognitive and motivational accounts of greater reinforcement effects among children with attention-deficit/hyperactivity disorder. Behav Brain Funct 11: 20. doi: 10.1186/-s12993-015-006-9.

Franke B, Neale BM, Faraone SV (2009) Genome-wide associationstudies in ADHD. Hum Genet 126: 13–50.

Franke B, Vasquez AA, Johansson S, Hoogman M, Romanos J,Boreatti-Hummer A, Heine M, Jacob CP, Lesch KP, Casas M, Ribasés M, Bosch R, Sánchez-Mora C, Gómez-Barros N, Fernàndez-Castillo N, Bayés M, Halmøy A, Halleland H, Landaas ET, Fasmer OB, Knappskog PM, Heister AJ, Kiemeney LA, Kooij JJ, Boonstra AM, Kan CC, Asherson P, Faraone SV, Buitelaar JK, Haavik J, Cormand B, Ramos-Quiroga JA, Reif A.. (2010) Multicenter analysis of the SLC6A3/DAT1 VNTR haplotype in persistent ADHD suggests differential involvement of the gene in childhood and persistent ADHD. Neuropsychopharmacology 35: 656–664.

Franke B, Faraone SV, Asherson P, Buitelaar J, Bau CH, Ramos-Quiroga JA, Mick E, Grevet EH, Johansson S, Haavik J, Lesch KP, Cormand B, Reif A; International Multicentre persistent ADHD Collaboration (2012) The genetics of attention deficit/hyperactivity disorder in adults, a review. Mol Psychiatry 17: 960–87.

Fredriksson I, Jayaram-Lindström N, Wirf M, Nylander E, Nyström E, Jardemark K, Steensland P (2015) Evaluation of guanfacine as a potential medication for alcohol use disorder in long-term drinking rats: behavioral and electrophysiological findings. Neuropsychopharmacology 40: 1130–1140.

Friedrichs B, Igl W, Larsson H, Larsson JO (2012) Coexisting psychiatric problems and stressful life events in adults with symptoms of ADHD—A large Swedish population-based study of twins. J Atten Disord 16: 13–22.

Frodl T, Stauber J, Schaaff N, Koutsouleris N, Scheuerecker J, Ewers M, Omerovic M, Opgen-Rhein M, Hampel H, Reiser M, Möller HJ, Meisenzahl E (2010) Amygdala reduction in patients with ADHD compared with major depression and healthy volunteers. Acta Psychiatr Scand 121: 111–118.

Frodl T, Skokauskas N (2012) Meta-analysis of structural MRI studies in children and adults with attention deficit hyperactivity disorder indicates treatment effects. Acta Psychiatr Scand 125: 114–126.

Frölich J, Banaschewski T, Döpfner M, Görtz-Dorten A (2014) An evaluation of the pharmacokinetics of methylphenidate for the treatment of attention-deficit/ hyperactivity disorder. Expert Opin Drug Metab Toxicol 10: 1169–83.

Gamo NJ, Wang M, Arnsten AF (2010) Methylphenidate and atomoxetine enhance prefrontal function through α2-adrenergic and dopamine D1 receptors. J Am Acad Child Adolesc Psychiatry 49: 1011–23.

Ghanizadeh A (2015) A systematic review of reboxetine for treating patients with attention deficit hyperactivity disorder. Nord J Psychiatry 69: 241–248.

Gehricke JG, Hong N, Wigal TL, Chan V, Doan A (2011) ADHD medication reduces cotinine levels and withdrawal in smokers with ADHD. Pharmacol Biochem Behav 98: 485–491.

Gehricke JG, Swanson J, Duong S, Nguyen J, Wigal T, Fallon J, Caburian C, Muftuler LT, Moyzis R (2015) Increased brain activity to unpleasant stimuli in individuals with the 7R allele of the DRD4 gene. Psychiatry Res 231: 58–63.

Gobbo MA, Louzã MR (2014)Influence of stimulant and non-stimulant drug treatment on driving performance in patients with attention deficit hyperactivity disorder: a systematic review. Eur Neuropsychopharmacol 24: 1425–43.

Gold MS, Blum K, Oscar-Berman M, Baverman ER (2014) Low dopamine function in attention deficit/hyperactivity disorder: should genotyping signify early diagnosis in children? Postgrad Med 126: 153–177.

Golubchik P, Sever J, Weizman A (2013) Reboxetine treatment for autistic spectrum disorder of pediatric patients with depressive and inattentive/ hyperactive symptoms: an open-label trial. J Atten Disord Clin Neuropharmacol 36: 37–41.

Goto T, Hirata Y, Takita Y, Trzepacz PT, Allen AJ, Song DH, Gau SS, Ichikawa H, Takahashi M (2013) Efficacy and Safety of Atomoxetine Hydrochloride in Asian Adults with ADHD: A Multinational 10-Week Randomized Double-Blind Placebo-Controlled Asian Study. Addiction 108: 1503–11.

Greer SM, Trujillo AJ, Glover GH, Knutson B (2014) Control of nucleus accumbens activity with neurofeedback. Neuroimage 96: 237–244.

Groenman AP, Oosterlaan J, Rommelse N, Franke B, Roeyers H, Oades RD, Sergeant JA, Buitelaar JK, Faraone SV (2013) Substance use disorders in adolescents with attention deficit hyperactivity disorder: a 4-year follow-up study. Br J Psychiatry 203: 112–9.

Hale TS, Loo SK, Zaidel E, Hanada G, Macion J, Smalley SL (2009) Rethinking a right hemisphere deficit in ADHD. J Atten Disord 13: 3–17.

Hamedi M, Mohammdi M, Ghaleiha A, Keshavarzi Z, Jafarnia M, Keramatfar R, Alikhani R, Ehyaii A, Akhondzadeh S (2015) Bupropion in adults with Attention-Deficit/Hyperactivity Disorder: a ranodomized, double-blind study. Acta Med Iran 52: 675–680.

Han DH, Lee YS, Na C, Ahn JY, Chung US, Daniels MA, Haws CA, Renshaw PF (2009) The effect of methylphenidate on Internet video game play in children with attention-deficit/hyperactivity disorder. Compr Psychiatry 50: 251–6.

Harrison AG, Nay S, Armstrong IT (2016) Diagnostic Accuracy of the Conners' Adult ADHD Rating Scale in a Postsecondary Population. J Atten Disord pii: 1087054715625299.

Hinshaw SP, Arnold LE, MTA Cooperative Group 2015 Attention-deficit hyperactivity disorder, multimodal treatment, and longitudinal outcome: evidence, paradox, and challenge. Wiley Interdiscip Rev Cogn Sci 6: 39–52.

Hegerl U, Hensch T (2012) The vigilance regulation model of affective disorders and ADHD. Neurosci Biobehav Rev pii: S0149-7634(12)00175-3.

Heilskov Rytter MJ, Andersen LB, Houmann T, Bilenberg N, Hvolby A, Molgaard C, Michaelsen KF, Lauritzen L (2015) Diet in the treatment of ADHD in children - a systematic review of the literature. Nord J Psychiatry 69: 1–18.

Hervey AS, Epstein JN, Curry JF (2004) Neuropsychology of adults with attention-deficit/hyperactivity disorder: a meta-analytic review. Neuropsychology 18: 485–503.

Hesslinger B, Tebartz van Elst L, Nyberg E, Dykierek P, Richter H, Berner M, Ebert D (2002) Psychotherapy of attention deficit hyperactivity disorder in adults—a pilot study using a structured skills training program. Eur Arch Psychiatry Clin Neurosci 252: 177–184.

Hirota T1, Schwartz S2, Correll CU3 (2014) Alpha–2 agonists for attention-deficit/hyperactivity disorder in youth: a systematic review and meta-analysis of monotherapy and add-on trials to stimulant therapy. J Am Acad Child Adolesc Psychiatry 53: 153–73.

Ho N-F, Chong JSX, Koh HL, Koukouna E, Lee T-S, Fung D, Lom CG, Zhou J (2015) Instrinsic Affective Network Is Impaired in Children with Attention-Deficit/Hyperactivity Disorder. PLoS ONE 10(9): e0139018. Doi:10.1371

Huang F, Qian Q, Wang Y (2015) Cognitive behavioural therapy for adults with attention-deficit hyperactivity disorder: study protocol for a randomized controlled trial. Trials 16: 161.

Hulka LM, Vonmoos M, Preller KH, Baumgartner MR, Seifritz E, Gamma A, Quednow BB (2015) Changes in cocaine consumption are associated with fluctuations in self-reported impulsivity and gambling decision-making. Pschol Med 17: 1–14.

Huss M, Poustka F, Lehmkuhl G, Lehmkuhl U (2008) No increase in long-term risk for nicotine use disorders after treatment with methylphenidate in children with attention-deficit/hyperactivity disorder (ADHD): evidence from a non-randomised retrospective study. J Neural Transm 115: 335–9.

Isensee C, Hagmayer Y, Rothenberger A, Rothenberger LG, Becker A (2015) The AWMF-Guidelines for Hyperkinetic Disorders in therapeutic practice-knowledge, familiarity, utilization, and attitude of psychotherapists and physicians. Z Kinder Jugendpsychiatr Psychother 43: 91–100.

Jasinski DR, Faries DE, Moore RJ, Schuh LM, Allen AJ (2008) Abuse liability assessment of atomoxetine in a drug-abusing population. Drug Alcohol Depend 95:140–146.

Jasinski DR, Krishnan S (2009) Abuse liability and safety of oral lisdexamfetamine dimesylate in individuals with a history of stimulant abuse. J Psychopharmacol 23: 419–427.

Jensen LS, Pagsberg AK, Dalhoff KP (2015) Differences in abuse potential of ADHS durgs measured by contrasting poison centre and therapeutic use data. Clin Toxicol 53: 210–214.

Johann M, Bobbe G, Putzhammer A, Wodarz N (2003) Comorbidity of alcohol dependence with attention-deficit hyperactivity disorder: differences in phenotype with increased severity of the substance disorder, but not in genotype (serotonin transporter and 5-hydroxytryptamine-2c receptor). Alcohol Clin Exp Res 27: 1527–34.

Johann M, Putzhammer A, Eichhammer P, Wodarz N (2005) Association of the – 141C Del variant of the dopamine D2 receptor (DRD2) with positive family history and suicidality in German alcoholics. Am J Med Genet B Neuropsychiatr Genet 132B: 46–49.

Katzman MA, Sternat T (2014) A Review of OROS Methylphenidate (Concerta®) in the Treatment of Attention-Deficit/Hyperactivity Disorder. CNS Drugs 28: 1005–1033.

Kessler RC, Adler L, Barkley R, Biederman J, Conners CK, Demler O, Faraone SV, Greenhill LL, Howes MJ, Secnik K, Spencer T, Ustun TB, Walters EE, Zaslavsky AM. (2006) The prevalence and correlates of adult ADHD in the United States: results from the National Comorbidity Survey Replication. Am J Psychiatry 163: 716–723.

Klassen LJ, Bilkey TS, Katzman MA, Chokka P (2012) Comorbid attention deficit/hyperactivity disorder and substance use disorder: treatment considerations. Curr Drug Abuse Rev 5: 190–8.

Klingberg T, Fernell E, Olesen PJ, Johnson M, Gustafsson P, Dahlström K, Gillberg CG, Forssberg H, Westerberg H (2005) Computerized training of working memory in children with ADHD–a randomized, controlled trial. J Am Acad Child Adolesc Psychiatry 44: 177–86.

Koller G, Zill P, Rujescu D, Ridinger M, Pogarell O, Fehr C, Wodarz N, Bondy B, Soyka M, Preuss UW (2012) Possible association between OPRM1 genetic variance at the 118 locus and alcohol dependence in a large treatment sample: relationship to alcohol dependence symptoms. Alcohol Clin Exp Res 36: 1230–6.

Konstenius M, Jayaram-Lindström N, Guterstam J, Beck O, Philips B, Franck J (2014) Methylphenidate for attention deficit hyperactivity disorder and drug relapse in criminal offenders with substance dependence: a 24-week randomized placebo-controlled trial. Addiction 109: 440–449.

Kooij SJ, Bejerot S, Blackwell A, Caci H, Casas-Brugué M, Carpentier PJ, Edvinsson D, Fayyad J, Foeken K, Fitzgerald M, Gaillac V, Ginsberg Y, Henry C, Krause J, Lensing MB, Manor I, Niederhofer H, Nunes-Filipe C, Ohlmeier MD, Oswald P, Pallanti S, Pehlivanidis A, Ramos-Quiroga JA, Rastam M, Ryffel-Rawak D, Stes S, Asherson P (2010) European consensus statement on diagnosis and treatment of adult ADHD: The European Network Adult ADHD. BMC Psychiatry 10: 67.

Kraemer M, Eukermann J, Wiltfang J, Kis B (2010) Methylphenidate-induced psychosis in adult attention-deficit/hyperactivity disorder: report of 3 new cases and review of the literature. Clin Neuropharmacol 33: 204–206.

Kraus L, Pabst A (Gasthrsg.) (2010) Epidemiololgischer Suchtsurvey 2009. Sucht 56 (5).

Krause J, Krause KH (2009) ADHS im Erwachsenenalter die Aufmerksamkeits-defizit-/Hyperaktivitätsstörung bei Erwachsenen. 3. Aufl. Stuttgart: Schattauer.

Langberg, JM, £Epstein JN, Altaye M, Molina BS, Arnold LE, Vitiello B. (2008) The transition to middle school is associated with changes in the developmental trajectory of ADHD symptomatology in young adolescents with ADHD. Journal of Clinical Child and Adolescent Psychology 37: 561–663.

Larsson H, Chang Z, D'Onofrio BM, Lichtenstein P (2013) The heritability of clinically diagnosed attention deficit hyperactivity disorder across the lifespan. Psychol Med 10: 1–7.

Lecredreux M, Lavault S, Lopez R, Inocente CO, Konofal E, Cortese S, Franco P, Arnulf I, Dauvilliers Y (2015) Attention-Deficit/Hyperactivity Disorder (ADHD) Symptoms in Pediatric Narcolepsy: A Cross-Sectional Study. Sleep Jan 11. pii: sp-00552–14. Epub ahead of print.

Levin FR, Mariani JJ, Secora A, Brooks D, Cheng WY, Bisaga A, Nunes E, Aharonovich E, Raby W, Hennessy G (2009) Atomoxetine Treatment for Cocaine Abuse and Adult Attention-Deficit Hyperactivity Disorder (ADHD): A Preliminary Open Trial. J Dual Diagn 5: 41–56.

Levin FR, Evans SM, Brooks DJ, Garawi F (2007) Treatment of cocaine dependent treatment seekers with adult ADHD: double-blind comparison of methylphenidate and placebo. Drug Alcohol Depend 87: 20–9.

Levin FR, Bisaga A, Raby W, Aharonovich E, Rubin E, Mariani J, Brooks DJ, Garawi F, Nunes EV (2008) Effects of major depressive disorder and attention-deficit/hyperactivity disorder on the outcome of treatment for cocaine dependence. J Subst Abuse Treat 34: 80–89.

Loo SK, Hale ST, Hanada G, Macion J, Shrestha A, McGough JJ, McCracken JT, Nelson S, Smalley SL (2010) Familial clustering and DRD4 effects on electroencephalogram Adult ADHD geneticsmeasures in multiplex families with attention deficit/hyperactivity disorder. J Am Acad Child Adolesc Psychiatry 49: 368–377.

Lopez FA, Leroux JR (2013) Long-acting stimulants for treatment of attention-deficit/hyperactivity disorder: a focus on extended-release formulations and the prodrug lisdexamfetamine dimesylate to address continuing clinical challenges. Atten Defic Hyperact Disord. 5: 249–265.

Loukola A, Wedenoja J, Keskitalo-Vuokko K, Broms U, Korhonen T, Ripatti S, Sarin AP, Pitkäniemi J, He L, Häppölä A, Heikkilä K, Chou YL, Pergadia ML, Heath AC, Montgomery GW, Martin NG, Madden PA, Kaprio J (2014.)

Genome-wide association study on detailed profiles of smoking behavior and nicotine dependence in a twin sample. Mol Psychiatry 19: 615–624.

Makris N, Buka SL, Biederman J, Papadimitriou GM, Hodge SM, Valera EM, Brown AB, Bush G, Monuteaux MC, Caviness VS, Kennedy DN, Seidman LJ (2008) Attention and executive systems abnormalities in adults with childhood ADHD: a DT-MRI study of connections. Cereb Cortex 18: 1210–1220.

Maneeton N, Maneeton B, Suttajit S, Reungyos J, Srisurapanont M, Martin SD (2014a) Exploratory meta-analysis on lisdexamfetamine versus placebo in adult ADHD. Drug Des Devel Ther. 3: 1685–1693.

Maneeton N, Maneeton B, Intaprasert S, Woottiluk P (2014) A systematic review of randomized controlled trials of bupropion versus methylphenidate in the treatment of attention-deficit/hyperactivity disorder. Neuropsychiatr Dis Treat 10: 1439–49.

Mann N, Bitsios P (2009) Modafinil treatment of amphetamine abuse in adult ADHD. J Psychopharmacol 23: 468–71.

Manos MJ (2013) Psychosocial therapy in the treatment of adults with attention-deficit/hyperactivity disorder. Postgrad Med 125: 51–64.

Mansbach RS, Moore RA (2006) Formulation considerations for the development of medications with abuse potential. Drug Alcohol Depend 83 (suppl 1): S15–S22.

Martel MM, von Eye A, Nigg J (2012) Developmental differences in the structure of ADHD between childhood and adulthood. Int J Behav Dev 36: 279–292.

Martinez-Raga J, Knecht C, Szerman N, Martinez MI (2013) Risk of serious cardiovascular problems with medications for attention-deficit hyperactivity disorder. CNS Drugs 27: 15–30.

Martinez-Raga J, Knecht C, de Alvaro R (2015) Profile of guanfacine extended release and its potential in the treatment of attention-deficit hyperactivity disorder. Neuropsychiatr Dis Treat 11: 1359–1370.

Mayer K, Wyckoff SN, Strehl U (2013) One size fits all? Slow cortical potentials neurofeedback: a review. J Atten Disord 17: 393–409.

Mayer K, Wyckoff SN, Srehl U (2015a) Underarousal in adult ADHD: how are peripheral and vertical arousal related? Clin EEG Neurosci pii: 1550059415577544. Epub ahead of print.

Mayer K, Wyckoff SN, Fallgatter AJ, Strehl U (2015b) Neurofeedback as a nonpharmacological treatment for adults with attention-deficit/hyperactivity disorder (ADHD): study protocol for a randomized controlled trial. Trials 16: 174.

Mazaheri A, Coffey-Corina S, Mangun GR, Bekker EM, Berry AS, Corbett BA (2010) Functional disconnection of frontal cortex and visual cortex in attention-deficit/hyperactivity disorder. Biol Psychiatry 67: 617–623.

162

Mazurek MO, Engelhardt CR (2013) Video game use in boys with autism spectrum disorder, ADHD, or typical development. Pediatrics 132: 260–6.

McGough JJ, Faraone SV (2009) Estimating the size of treatment effects: moving beyond p values. Psychiatry (Edgmont) 6: 21–29.

McLoughlin G, Ronald A, Kuntsi J, Asherson P, Plomin R (2007) Genetic support for the dual nature of attention deficit hyperactivity disorder: substantial genetic overlap between the inattentive and hyperactive-impulsive components. J Abnorm Child Psychol 35: 999–1008.

McRae-Clark AL, Carter RE, Killeen TK, Carpenter MJ, White KG, Brady KT (2010) A placebo-controlled trial of atomoxetine in marijuana-dependent individuals with attention deficit hyperactivity disorder. Am J Addict 19: 481–489.

Medori R, Ramos-Quiroga JA, Casas M, Kooij JJ, Niemelä A, Trott GE, Lee E, Buitelaar JK (2008) A randomized, placebo-controlled trial of three fixed dosages of prolonged-release OROS methylphenidate in adults with attention-deficit/hyperactivity disorder. Biol Psychiatry 63: 981–989.

Mergy MA, Gowrishankar R, Davis GL, Jessen TN, Wright J, Stanwood GD, Hahn MK, Blakely RD (2014) Genetic targeting of the amphetamine and methylphenidate-sensitive dopamine transporter: On the path to an animal model of attention-deficit hyperactivity disorder. Neurochem Int 73: 56–70.

Mewton L, Slade T, McBride O, Grove R, Teesson M (2011) An evaluation of the proposed DSM–5 alcohol use disorder criteria using Australian national data. Addiction 106: 941–50.

Mitchell JT, McIntyre EM, English JS, Dennis MF, Beckham JC, Kollins SH (2013) A Pilot Trial of Mindfulness Meditation Training for ADHD in Adulthood: Impact on Core Symptoms, Executive Functioning, and Emotion Dysregulation. J Atten Disord. doi: 10.1177/1087054713513328.

Moffitt TE, Houts R, Asherson P, Belsky DW, Corocran DL, Hammerle M, Harrington H, Hogan S, Meier MH, Polanczyk GV, Poulton R, Ramrakha S, Sugden K, Williams B, Rohde LA, Caspi A (2015) Is Adult ADHD a Childhood-Onset Neurodevelopmental Disorder? Evidence From a Four-Decade Longitudinal Cohort Study. Am J Pschiatry 172: 967–977.

Molina BS, Pelham WE (2014) Attention-Deficit/Hyperactivity Disorder and Risk of Substance Use Disorder: Developmental Considerations, Potential Pathways, and Opportunities for Research. Annu Rev Clin Psychol 10: 607–639.

Monuteaux MC, Seidman LJ, Faraone SV, Makris N, Spencer T, Valera E, Brown A, Bush G, Doyle AE, Hughes S, Helliesen M, Mick E, Biederman J (2008) A preliminary study of dopamine D4 receptor genotype and structural brain alterations in adults with ADHD. Am J Med Genet 147B: 1436–1441.

Murch WS, Clark L (2015) Games in the Brain: Neural Substrates of Gambling Addiction. Neuroscientist Jun 26. Pii: 1073858415591474. Epub ahead of print.

Nakao T, Radua J, Rubia K, Mataix-Cols D (2011) Gray matter volume abnormalities in ADHD: voxelbased meta-analysis exploring the effects of age and stimulant medication. Am J Psychiatry 168: 1154–1163.

Nigg JT, Blaskey LG, Stawicki JA, Sachek J (2004) Evaluating the endophenotype model of ADHD neuropsychological deficit: results for parents and siblings of children with ADHD combined and inattentive subtypes. J Abnorm Psychol 113: 614–25.

Ni HC, Shang CY, Gau SS, Lin YJ, Huang HC, Yang LK (2013) A head-to-head randomized clinical trial of methylphenidate and atomoxetine treatment for executive function in adults with attention-deficit hyperactivity disorder. Int J Neuropsychopharmacol 16: 1959–73.

NICE guidelines (2008) Attention deficit hyperactivity disorder: Diagnosis and management of ADHD in children, young people and adults. (www.nice.org.¬ uk/guidance/cg72; Zugriff am 04.11.2015).

Nutt DJ, Lingford-Hughes A, Erritzoe D, Stokes PR (2015) The dopamine theory of addiction: 40 years of highs and lows. Nat Rev Neurosci 16: 305–312.

Ohlmeier MD, Roy M, Dillo W, Prox-Vagedes V (2010) ADHS und Abhängigkeitserkrankungen. Persönlichkeitsstörungen 14: 48–60.

Oosterloo M, Lammers GJ, Overeem S, de Noord I, Kooij JJ (2006) Possible confusion between primary hypersomnia and adult attention-deficit/hyperactivity disorder. Psychiatry Res 143: 293–297.

Pabst A, Kraus L (2008) Alkoholkonsum, alkoholbezogene Störungen und Trends: Ergebnisse des Epidemiologischen Suchtsurveys 2006. Sucht 54: 36–46.

Parasrampuria DA, Schoedel KA, Schuller R, Gu J, Coccone P, Solber SA, Sellers EM (2007) Assessment of pharmacokinetics and pharmacodynamic effects related to abuse potential of a unique oral osmotic-controlled extended-release methylphenidate formulation in humans. J Clin Pharmacol 47: 1476–1488.

Park P, Caballero J, Omidian H (2014) Use of serotonin norepinephrine reuptake inhibitors in the treatment of attention-deficit hyperactivity disorder in pediatrics. Ann Pharmacother 48: 86–92.

Paslakis G, Schredl A, Alm B, Sobanski E (2013) Adult attention deficit/ hyperactivity disorder, associated symptoms and comorbid psychiatric disorders: diagnosis and pharmacological treatment. Fortschr Neurol Psychiatr 81: 444–451.

Patrick RP, Ames BN (2015) Vitamin D and the omega–3 fatty acids control serotonin synthesis and action, part 2: relevance for ADHD, bipolar disorder, schizophrenia, and impulsive behavior. FASEB J 29: 2207–2222.

Perez de los Cobos J, Sinol N, Perez V, Trujols J (2014) Pharmacological and clinical dilemmas of prescribing in co-morbid adult attention-deficit/hyperactivity disorder and addiction. Br J Clin Pharmacol 77: 337–356.

Philipsen A, Richter H, Peters J, Alm B, Sobanski E, colla M, Münzebrock M, Scheel C, Jacob C, Perlov E, Tebartz van Elst L, Hesslinger B (2007) Structured group psychotherapy in adults with attention deficit hyperactivity disorder: results of an open multicenter study. J Nerv Ment Dis 195: 1013–1019.

Philipsen A, Hesslinger B, Tebartz van Elst L (2008) Attention deficit hyperactivity disorder in adulthood: diagnosis, etiology and therapy. Dtsch Arztebl Int 105: 311–317.

Philipsen A, Graf E, Jans T, Matthies S, Borel P, Colla M, Gentschow L, Langner D, Jacob C, Gross-Lesch S, Sobanski E, Alm B, Schumacher-Stien M, Roesler M, Retz W, Retz-Junginger P, Kis B, Abdel-Hamid M, Heinrich V, Huss M, Kommann C, Bürger A, van Elst LT, Berger M (2014) A randomized controlled multicenter trial on the multimodal treatment of adult attention-deficit hyperactivity disorder: enrollment and characteristics of the study sample. Atten Defic Hyperact Disord 6: 35–47.

Pingault, JB, Tremblay RE, Vitaro F, Carbonneau R, Genolini C, Falissard B, Cote SM (2011) Childhood trajectories of inattention and hyperactivity and prediction of educational attainment in early adulthood: a 16-year longitudinal population-based study. Am J Psychiatry. 168: 1164–1170.

Polanczyk GV, Willcutt EG, Salum GA, Kieling C, Rohde LA (2014) ADHD prevalence estimates across three decades: an updated systematic review and meta-regression analysis. Int J Epidemiol 43: 434–42.

Polina ER, Rovaris DL, de Azeredo LA, Mota NR, Vitola ES, Silva KL, Guimarães-da-Silva PO, Picon FA, Belmonte-de-Abreu P, Rohde LA, Grevet EH, Bau CH (2014) ADHD diagnosis may influence the association between polymorphisms in nicotinic acetylcholine receptor genes and tobacco smoking. Neuromolecular Med 16: 389–97.

Posner J, Nagel BJ, Maia TV, Mechling A, Oh M, Wang Z, Peterson BS (2011) Abnormal amygdala activation and connectivity in adolescents with attention-deficit/hyperactivity disorder. J Am Acad Child Adolesc Psychiatry 50: 828–837.

Pringsheim T, Hirsch L, Gardner D, Gorman DA (2015) The pharmacological management of oppositional behaviour, conduct problems, and aggression in children and adolescents with attention-deficit hyperactivity disorder, oppositional defiant disorder, and conduct disorder: a systematic review and meta-analysis. Part 1: psychostimulants, alpha-2 Agonists, and atomoxetine. Can J Psychiatry 60: 42–51.

Ramos-Quiroga JA, Picado M, Mallorquí-Bagué N, Vilarroya O, Palomar G, Richarte V, Vidal R, Casas M (2013) The neuroanatomy of attention deficit hyperactivity disorder in adults: structural and functional neuroimaging findings. Rev Neurol 56 Suppl 1: S93–106.

Riahi F, Tehrani-Doost M, Shahrivar Z, Alaghband-Rad J (2010) Efficacy of reboxetine in adults with attention-deficit/hyperactivity disorder: a randomized, placebo-controlled clinical trial. Hum Psychopharmacol 25: 570–6.

Ribases M, Bosch R, Hervas A, Ramos-Quiroga JA, Sanchez-Mora C, Bielsa A, Gastaminza X, Guijarro-Domingo S, Nogueira M, Gomez-Barros N, Kreiker S, Gross-Lesch S, Jacob CP, Lesch KP, Reif A, Johansson S, Plessen KJ, Knappskog PM, Haavik J, Estivil X, Casas M, Bayes M, Cormand B (2009) Case–control study of six genes asymmetrically expressed in the two cerebral hemispheres: association of BAIAP2 with attention-deficit/hyperactivity disorder. Biol Psychiatry 66: 926–934.

Rommelse NN, Franke B, Geurts HM, Hartman CA, Buitelaar JK (2010) Shared heritability of attention-deficit/hyperactivity disorder and autism spectrum disorder. Eur Child Adolesc Psychiatry 19: 281–295.

Rubia K, Alegria AA, Cubillo AI, Smith AB, Brammer MJ, Radua J (2014) Effects of stimulants on brain function in attention-deficit/hyperactivity disorder: a systematic review and metaanalysis. Biol Psychiatry 76: 616–628.

Rubinstein S, Malone MA, Roberts W, Logan WJ (2006) Placebo-controlled study examining effects of selegiline in children with attention-deficit/hyperactivity disorder. J Child Adolesc Psychopharmacol 16: 404–15.

Rucklidge JJ, Johnstone J, Forman B, Boggis A, Frampton CM (2014) Moderators of treatment response in adults with ADHD treated with a vitamin-mineral supplement. Prog Neuropsychopharmacol Biol Psychiatry 50: 163–171.

Ruggiero S, Clavenna A, Reale L, Capuano A, Rossi F, Bonati M (2014) Guanfacine for attention deficit and hyperactivity disorder in pediatrics: a systematic review and meta-analysis. Eur Neuropsychopharmacol 24: 1578–1590.

Sagvolden T, Johansen EB, Aase H, Russell VA (2005) A dynamic developmental theory of attention-deficit/hyperactivity disorder (ADHD) predominantly hyperactive/impulsive and combined subtypes. Behav Brain Sci 28: 397–419; discussion 419–68.

Safren SA, Perlman CA, Sprich S, Otto MW (2009) Kognitive Verhaltenstherapie der ADHS des Erwachsenenalters. Deutsche Bearbeitung von Sobanski E, Schumacher-Stien M, Alm B. Berlin: MWV.

Safren SA, Sprich S, Mimiaga MJ, Surman C, Knouse L, Groves M (2010) Cognitive behavioral therapy vs relaxation with educational support for medication-treated adults with ADHD and persistent symptoms: a randomized controlled trial. JAMA 304: 875–880.

Sanchez-Perez AM, Garcia-Avilles A, Albert Gasco H, Sanjuan J, Olucha-Bordonau FE (2012) Effects of methylphenidate on anxiety. Rev Neurol 55: 499–506.

Sauer JM, Ring BJ, Witcher JW (2014) Clinical pharmacokinetics of atomoxetine. Clin Pharmacokinet 44: 571–590. doi: 10.1542/peds.2014-0179.

Schoenberg PL, Hepark S, Kan CC, Barendregt HP, Buitelaar JK, Speckens AE (2014) Effects of mindfulness-based cognitive therapy on neurophysiological correlates of performance monitoring in adult attention-deficit/hyperactivity disorder. Clin Neurophysiol 125: 1407–1415.

Schulz KP, Clerkin SM, Fan J, Halperin JM, Newcorn JH (2013) Guanfacine modulates the influence of emotional cues on prefrontal cortex activation for cognitive control. Psychopharmacology 226: 261–271.

Sebastian A, Gerdes B, Feige B, Kloppel S, Lange T, Philipsen A, Tebartz van EL, Lieb K, Tuscher O (2012) Neural correlates of interference inhibition, action withholding and action cancelation in adult ADHD. Psychiatry 202: 132–141.

Sergeant JA (2005) Modelling attention-defict/hyperactivity disorder: a critical appraisal of the cognitive-energetic model. Biol Psychiatry 57: 1248–1255.

Setyawan J, Hodgkins P, Guerin A, Gauthier G, Cloutier M, Wu E, Erder MH (2013) Comparison of therapy augmentation and deviation rates from the recommended once-daily dosing regimen between LDX and commonly prescribed long-acting stimulants for the treatment of ADHD in youth and adults. J Med Econ 16: 1203–1215.

Shaw P, Gornick M, Lerch J, Addington A, Seal J, Greenstein D, Sharp W, Evans A, Giedd JN, Castellanos FX, Rapoport JL (2007) Polymorphisms of the dopamine D4 receptor, clinical outcome, and cortical structure in attention-deficit/hyperactivity disorder. Arch Gen Psychiatry 64: 921–931.

Sibley MH, Kuriyan AB, Evans SW, Waxmonsky JG, Smith BH (2014) Pharmacological and psychosocial treatments for adolescents with ADHD: an updated systematic review of the literature. Clin Psychol Rev 34: 218–232.

Silva RR, Brams M, McCague K, Pestreich L, Muniz R (2013) Extended-release dexmethylphenidate 30 mg/d versus 20 mg/d: duration of attention, behavior,

167

and performance benefits in children with attention-deficit/hyperactivity disorder. Clin Neuropharmacol 36: 117–21.

Silva N Jr, Szobot CM, Shih MC, Hoexter MQ, Anselmi CE, Pechansky F, Bressan RA, Rohde LA (2014) Searching for a Neurobiological Basis for Self-Medication Theory in ADHD Comorbid With Substance Use Disorders: An In Vivo Study of Dopamine Transporters Using 99mTc-TRODAT–1 SPECT. Clin Nucl Med 39: e129–34.

Simkin DR, Thatcher RW, Lubar J (2014) Quantitative EEG and neurofeedback in children and adolescents: anxiety disorders, depressive disorders, comorbid addiction and attention-deficit/hyperactivity disorder, and brain injury. Child Adolesc Psychiatr Clin N Am 23: 427–464.

Simon N, Rolland B, Karila L (2015) Methylphenidate in adults with attention deficit hyperactivity disorder and substance use disorders. Curr Pharm Des. Epub ahead of print.

Simon V, Czobor P, Balint S, Meszaros A, Bitter I (2009) Prevalence and correlates of adult attention-deficit hyperactivity disorder: metaanalysis. Br J Psychiatry 194: 204–211.

Singh K, Zimmerman AW (2015) Sleep in Autism Spectrum Disorder and Attention Deficit Hyperactivity Disorder. Semin Pediatr Neurol 22: 113–125.

Smalley SL, Loo SK, Hale TS, Shrestha A, McGough J, Flook L, Reise S (2009) Mindfulness and attention deficit hyperactivity disorder. J Clin Psychol 65: 1087–1098.

Söderqvist S, McNab F, Peyrard-Janvid M, Matsson H, Humphreys K, Kere J, Klingberg T (2010) The SNAP25 gene is linked to working memory capacity and maturation of the posterior cingulate cortex during childhood. Biol Psychiatry 68: 1120–5.

Solanto MV, Marks DJ, Wasserstein J, Mitchell K, Abikoff H, Alvir JM (2010) Efficacy of meta-cognitive therapy for adult ADHD. Am J Psychiatry. 167: 958–968.

Sonuga-Barke EJ, Castellanos FX (2007) Spontaneous attentional fluctuations in impaired states and pathological conditions: a neurobiological hypothesis. Neurosci Biobehav Rev 31: 977–986.

Sopko MA Jr, Caberwal H, Chavez B (2010) The safety and efficacy of methylphenidate and dexmethylphenidate in adults with attention deficit/hyperactivity disorder. J Cent Nerv Syst Dis 3: 15–30.

Soyka M, Küfner H (2008) Alkoholismus – Missbrauch und Abhängigkeit. Stuttgart, New York: Thieme Verlag.

Spencer TJ, Bonab AA, Dougherty DD, Martin J, McDonnell T, Fisschman AJ (2010) A PET study examining pharmacokinetics and dopamine transporter occupancy of two long-acting formulations of methylphenidate in adults. Int J Mol Med 25: 261–265.

Spencer TJ, Adler LA, McGough JJ, Muniz R, Jiang H, Pestreich L, Adult ADHD Research Group (2007) Efficacy and safety of dexmethylphenidate extended-release capsules in adults with attention-deficit/hyperactivity disorder. Biol Psychiatry 61: 1380–1387.

Spencer TJ, Brown A, Seidman LJ, Valera EM, Makris N, Lomedico A, Faraone SV, Biederman J (2013) Effect of psychostimulants on brain structure and function in ADHD: a qualitative literature review of magnetic resonance imaging-based neuroimaging studies. J Clin Psychiatry 74: 902–917.

Spencer AE, Faraone SV, Boqucki OE, Pope AL, Uchida M, Milad MR, Spencer TJ, Woodworth KY, Biederman J (2016) Examining the association between posttraumatic stress disorder and attention-deficit/hyperactivity disorder: a systematic review and meta-analysis. J Clin Psychiatry 77: 72–83.

Stevenson CS, Whitmont S, Bornholt L, Livesey D, Stevenson RJ (2002) A cognitive remediation programme for adults with Attention Deficit Hyperactivity Disorder. Aust N Z J Psychiatry 36: 610–616.

Stuhec M, Munda B, Svab V, Locatelli I (2015) Comparative efficacy and acceptability of atomoxetine, lisdexamfetamine, bupropion and methylphenidate in treatment of attention deficit hyperactivity disorder in children and adolescents: a meta-analysis with focus on bupropion. J Affect Disord 178: 149–159.

Swanson JM, Kinsbourne M, Nigg J, Lanphear B, Stefanatos GA, Volkow N, Taylor E, Casey BJ, Castellanos FX, Wadhwa PD (2007) Etiologic subtypes of attention-deficit/hyperactivity disorder: brain imaging, molecular genetic and environmental factors and the dopamine hypothesis. Neuropsychol Rev 17: 39–59.

Tajima-Pozo K, Ruiz-Manrique G, Yus M, Arrazola J, Montanes-Rada F (2015) Correlation between amygdala volume and impulsivity in adults with attention-deficit hyperactivity disorder. Acta Neuropsychiatr 28: 1–6.

Taylor FB, Russo J (2001) Comparing guanfacine and dextroamphetamine for the treatment of adult attention-deficit/hyperactivity disorder. J Clin Psychopharmacol 21: 223–228.

Taylor FB, Russo J (2000) Efficacy of modafinil compared to dextroam-phetamine for the treatment of attention deficit hyperactivity disorder in adults. J Child Adolesc Psychopharmacol 10: 311–320.

Terry AV Jr, Callahan PM, Schade R, Kille NJ, Plagenhoef M (2014) Alpha 2A adrenergic receptor agonist, guanfacine, attenuates cocaine-related impairments of inhibitory response control and working memory in animal models. Phamacol Biochem Behav 126: 63–72.

Thakur GA, Sengupta SM, Grizenko N, Choudhry Z, Joober R (2012) Comprehensive phenotype/genotype analyses of the norepinephrine transporter gene (SLC6A2) in ADHD: relation to maternal smoking during pregnancy. PLoS One. 7: e49616.

Torgersen T, Gjervan B, Lensing MB, Rasmussen K (2016) Optimal management of ADHD in older adults. Neuropsychiatr Dis Treat 12: 79–87.

Treuer T, Gau SS, Méndez L, Montgomery W, Monk JA, Altin M, Wu S, Lin CC, Dueñas HJ (2013) A systematic review of combination therapy with stimulants and atomoxetine for attention-deficit/hyperactivity disorder, including patient characteristics, treatment strategies, effectiveness, and tolerability. J Child Adolesc Psychopharmacol. 23: 179–93.

Treutlein J, Cichon S, Ridinger M, Wodarz N, Soyka M, Zill P, Maier W, Moessner R, Gaebel W, Dahmen N, Fehr C, Scherbaum N, Steffens M, Ludwig KU, Frank J, Wichmann HE, Schreiber S, Dragano N, Sommer WH, Leonardi-Essmann F, Lourdusamy A, Gebicke-Haerter P, Wienker TF, Sullivan PF, Nöthen MM, Kiefer F, Spanagel R, Mann K, Rietschel M, (2009) Genome-wide association study of alcohol dependence. Archives of General Psychiatry 66: 773–784.

Tripp G, Wickens JR (2009) Neurobiology of ADHD. Neuropharmacology 57: 579–89.

Tuithof M, ten Have M, van den Brink W, Vollebergh W, de Graaf R (2012) The role of conduct disorder in the association between ADHD and alcohol use (disorder). Results from the Netherlands Mental Health Survey and Incidence Study-2. Drug Alcohol Depend.123: 115–21.

Upadhyaya H, Adler LA, Casas M, Kutzelnigg A, Williams D, Tanaka Y, Arsenault J, Escobar R, Allen AJ (2013) Baseline characteristics of European and non-European adult patients with attention deficit hyperactivity disorder participating in a placebo-controlled, randomized treatment study with atomoxetine. Child Adolesc Psychiatry Ment Health 7: 14.

Upadhyaya HP, Brady KT, Wang W (2004) Bupropion SR in adolescents with comorbid ADHD and nicotine dependence: a pilot study J Am Acad Child Adolesc Psychiatry.43: 199–205.

Val-Laillet D, Aarts E, Weber B, Ferrari M, Quaresima V, Stoeckel LE, Alonso-Alonso M, Audette M, Malbert CH, Stice E (2015) Neuroimaging and neuromodulation approaches to study eating behavior and prevent and treat eating disorders and obesity. Neuroimage Clin 8: 1–31.

van de Glind G, Konstenius M, Koeter MW, van Emmerik-van Oortmerssen K, Carpentier PJ, Kaye S, Degenhardt L, Skutle A, Franck J, Bu ET, Moggi F, Dom G, Verspreet S, Demetrovics Z, Kapitány-Fövény M, Fatséas M, Auriacombe M, Schillinger A, Møller M, Johnson B, Faraone SV, Ramos-Quiroga JA, Casas

M, Allsop S, Carruthers S, Schoevers RA, Wallhed S, Barta C, Alleman P; IASP Research Group, Levin FR, van den Brink W (2014) Variability in the prevalence of adult ADHD in treatment seeking substance use disorder patients: Results from an international multi-center study exploring DSM-IV and DSM-5 criteria. Drug Alcohol Depend.134: 158–66.

van de Giessen E, de Win MM, Tanck MW, van den BrinkW, BaasF, Booij J (2009) Striatal dopamine transporter availability associated with polymorphisms in the dopamine transporter gene SLC6A3. J Nucl Med 50: 45–52.

van der Zwaluw C S, Engels RCME, Buitelaar J, Verkes RJ.,Franke B, Scholte R H J (2009) Polymorphisms in the dopamine transporter gene (SLC6A3/DAT1) and alcohol dependence in humans: A systematic review. Pharmacogenomics 10: 853–866.

van Dyck CH, Seibyl JP, Malison RT, Laruelle M, Zoghbi SS, Baldwin RM et al. (2002) Age-related decline in dopamine transporters: analysis of striatal subregions, nonlinear effects, and hemispheric asymmetries. Am J Geriatr Psychiatry 10: 36–43.

van Emmerik-van Oortmerssen K, van de Glind G, van den Brink W, Smit F, Crunelle CL, Swets M, Schoevers RA (2012) Prevalence of attention-deficit hyperactivity disorder in substance use disorder patients: a meta-analysis and meta-regression analysis. Drug Alcohol Depend 122: 11–9.

Van Emmerik-van Oortmerssen K, Vedel E, Koeter MW, de Bruijn K, Dekker JJ, van den Brink W, Schoevers RA (2013) Investigating the efficacy of integrated cognitive behavioral therapy for adult treatment seeking substance use disorder patients with comorbid ADHD: study protocol of a randomized controlled trial. BMC Psychiatry 13: 132.

van Emmerik-van Oortmerssen K, van de Glind G, Koeter MW, Allsop S, Auriacombe M, Barta C, Bu ET, Burren Y, Carpentier PJ, Carruthers S, Casas M, Demetrovics Z, Dom G, Faraone SV, Fatseas M, Franck J, Johnson B, Kapitány-Fövény M, Kaye S, Konstenius M, Levin FR, Moggi F, Møller M, Ramos-Quiroga JA, Schillinger A, Skutle A, Verspreet S; IASP research group, van den Brink W, Schoevers RA (2014) Psychiatric comorbidity in treatment-seeking substance use disorder patients with and without attention deficit hyperactivity disorder: results of the IASP study. Addiction 109: 262–72.

Vidal R, Bosch R, Nogueira M,Gomez-Barros N, Valero S, Palomar G, Corrales M, Richarte V, Mena B, Casas M, Ramos-Quiroga JA (2013) Psychoeducation for adults with attention deficit hyperactivity disorder vs. cognitive behavioural group therapy: a randomized controlled pilot study. J Nerv Ment Dis 201: 894–900.

Volkow ND, Wang GJ, Newcorn JH, Kollins SH, Wigal TL, Telang F, Fowler JS, Goldstein RZ, Klein N, Logan J, Wong C, Swanson JM (2011) Motivation deficit in ADHD is associated with dysfunction of the dopamine reward pathway. Mol Psychiatry 16: 1147–54.

Volkow ND, Swanson JM (2003) Variables that affect the clinical use and abuse of methylphenidate in the treatment of ADHD. Am J Psychiatry 160: 1909–1918.

Volkow ND, Wang GJ, Tomasi D, Kollins SH, Wigal TL, Newcorn JH, Telang FW, Fowler JS, Logan J, Wong CT, Swanson JM (2012) Methylphenidate-elicited dopamine increases in ventral striatum are associated with long-term symptom improvement in adults with attention deficit hyperactivity disorder. J Neurosci 32: 841–9.

Ward MF, Wender PH, Reimherr FW (1993) The Wender Utah Rating Scale: an aid in the retrospective diagnosis of childhood attention deficit hyperactivity disorder. Am J Psychiatry 150: 885–890.

Way BM, Taylor SE, Eisenberger NI (2009) Variation in the mu-opioid receptor gene (OPRM1) is associated with dispositional and neural sensitivity to social rejection. Proc Natl Acad Sci U S A 106: 15079–84.

Weber H, Kittel-Schneider S, Gessner A, Domschke K, Neuner M, Jacob CP, Buttenschon HN, Boreatti-Hümmer A, Volkert J, Herterich S, Baune BT, Gross-Lesch S, Kopf J, Kreiker S, Nguyen TT, Weissflog L, Arolt V, Mors O, Deckert J, Lesch KP, Reif A (2011) Cross-disorder analysis of bipolar risk genes: further evidence of DGKH as a risk gene for bipolar disorder, but also unipolar depression and adult ADHD. Neuropsychopharmacology 36: 2076–2085.

Weisler R, Young J, Mattingly G, Gao J, Squires L, Adler L; 304 Study Group (2009) Long-term safety and effectiveness of lisdexamfetamine dimesylate in adults with attention-deficit/ hyperactivity disorder. CNS Spectr 14(10): 573–585.

Wietecha LA, Ruff DD, Allen AJ, Greenhill LL, Newcorn JH (2013) Atomoxetine tolerability in pediatric and adult patients receiving different dosing strategies. J Clin Psychiatry 74: 1217–23.

Wilbertz G, van Elst LT, Delgado MR, Maier S, Feige B, Philipsen A, Blechert J (2012) Orbitofrontal reward sensitivity and impulsivity in adult attention deficit hyperactivity disorder. Neuroimage 60: 353–361.

Wilens TE, Spencer TJ, Biederman J, et al. (2001) A controlled clinical trial of bupropion for attention deficit hyperactivity disorder in adults. Am J Psychiatry 158: 282–288.

Wilens TE, Faraone SV, Biederman J, Gunawardene S (2003) Does stimulant therapy of attention-deficit/hyperactivity disorder beget later substance abuse? A meta-analytic review of the literature. Pediatrics 111: 179–185.

Wilens TE (2004) Impact of ADHD and its treatment on substance abuse in adults. J Clin Psychiatry 3: 38–45.

Wilens TE, Haight BR, Horrigan JP, et al. (2005) Bupropion XL in adults with attention-deficit/hyperactivity disorder: a randomized, placebo-controlled study. Biol Psychiatry 57: 793–801.

Wilens TE, Spencer TJ (2010) Understanding attention-deficit/hyperactivity disorder from childhood to adulthood. Postgrad Med 122: 97–109.

Wilens TE, Adler LA, Tanaka Y, Xiao F, D'Souza DN, Gutkin SW, Upadhyaya HP (2011) Correlates of alcohol use in adults with ADHD and comorbid alcohol use disorders: exploratory analysis of a placebo-controlled trial of atomoxetine. Curr Med Res Opin 27: 2309–20.

Wolf U, Golombek U, Diefenbacher A (2006) Diagnosis and treatment of the attention-deficit/hyperactivity syndrome (ADHS) in adults with drug addiction in in-patient and out-patient setting. Psychiatr Prax 33: 240–244.

Wu J, Xiao H, Sun H, Zou L, Zhu LQ (2012) Role of dopamine receptors in ADHD: a systematic meta-analysis. Mol Neurobiol 45: 605–20.

Yen CF, Chou WJ, Liu TL, Yang P, Hu HF (2014) The association of Internet addiction symptoms with anxiety, depression and self-esteem among adolescents with attention-deficit/hyperactivity disorder. Compr Psychiatry 55: 1601–8.

Yu X, Fumoto M, Nakatani Y, Sekiyama T, Kikuchi H, Seki Y, Sato-Suzuki I, Arita H (2011) Activation of the anterior prefrontal cortex and serotonergic system is associated with improvements in mood and EEG changes induced by Zen meditation practice in novices. Int J Psychophysiol 80: 103–11.

Zayats T, Athanasiu L, Sonderby I, Djurovic S, WEstlye LT, Tamnes CK, Fladby T, Aase H, Zeiner P, Reichbom-Kiennerud T, Knappskog PM, Knudsen GP, Andreassen OA, Johansson S, Haavik J (2015) Genome-wide analysis of attention deficit hyperactivity disorder in Norway. PLoS One 10(4): e0122501. doi: 10.1371/journal.pone.0122501.

Zepf FD, Gaber TJ, Baurmann D, Bubenzer S, Konrad K, Herpertz-Dahlmann B, Stadler C, Poustka F, Wöckel L (2010) Serotonergic neurotransmission and lapses of attention in children and adolescents with attention deficit hyperactivity disorder: availability of tryptophan influences attentional performance. Int J Neuropsychopharmacol 13: 933–41.

Zhang K, Davids E, Tarazi FI, Baldessarini RJ (2002) Serotonin transporter binding increases in caudate-putamen and nucleus accumbens after neonatal 6-hydroxydopamine lesions in rats: implications for motor hyperactivity. Brain Res Dev Brain Res 137: 135–8.

Zhang L, Kendler KS, Chen X (2008) The mu-opioid receptor gene and smoking initiation and nicotine dependence. Behav Brain Funct 2: 28.

Zylowska L, Ackerman DL, Yang MH, Futrell JL, Horton NL, Hale TS, Pataki C, Smalley SL (2008) Mindfulness mediation training in adults and adolescents with ADHD: a feasibility study. J Atten Disord 11: 737–746.

Stichwortverzeichnis

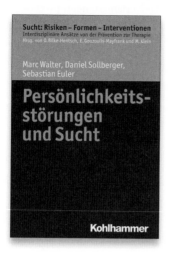

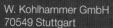

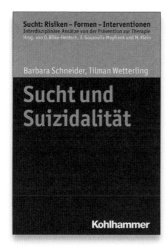

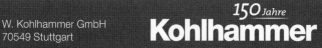

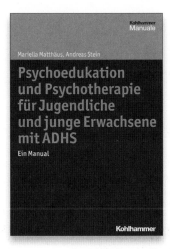

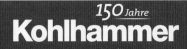